「第二の人生」を幸福に過ごすために

NATURAL

50代からの
超健康革命

HYGIENE

SUPER HEALTH REVOLUTION
FOR
OVER 50'S

松田麻美子
（ヘルス・エデュケーター）

グスコー出版

はじめに

皆さんは残りの人生をどのように過ごしたいですか。「健康で長生きしたい」、おそらくそれは誰しもに共通した願いだと思います。

しかしその一方で、自分の周りで人々が次々にガンや心臓病、脳梗塞、糖尿病などにかかっているのを目の当たりにするたびに、「明日はわが身か」といった恐怖心に襲われたり、年金支給額の大幅削減や、高齢者の医療費や介護問題などを報じるテレビや新聞のニュースに、自分の老後をますます不安に感じてしまう人も多いのではないでしょうか。

あるいは、「慢性関節リウマチの痛みに苦しんでいる」「いくら薬を飲んでも、血圧や血糖値、コレステロール値が下がらない」「ガンや心臓病の治療を受けているが、思わしくない」という人や、医者から「もう年だから」とか、「その年でどんな健康状態を期待しようというのですか」「悪いところはもうどうしようもないんだから、痛みを受け入れて暮らす方法を身につけていくしかありません」などということを聞かされている人もいるかもしれません。

たいていの人が、年をとると病気は避けられないと思ってあきらめてしまいます。

でも皆さん、あきらめないでください。

たとえ今の健康状態がどんなものであろうと、また医師から何と言われていようと、皆さんが今よりずっと若返り、健康になって、老後の不安から解放され、エネルギーに満ちあふれた幸せな人生を送る方法があるのです。

「健康で長生きすること」、それは決してむずかしいことではありません。皆さんは誰でもその力を体の中に秘めているのです。しかし、その力を発揮する方法に気づいていないだけなのです。

本書のページをめくるたびに、皆さんはその力を発揮するための秘訣を手にすることになります。ただ、それには一つだけ条件があります。

それは、本書を読む間は、これまで皆さんが持っていた常識や、テレビの健康情報番組で医師や栄養士の肩書きを持った人たちが言っていることを忘れていただきたい、というお願いです。

虚心坦懐に偏見のない目で本書の情報を受け入れ、「ナチュラル・ハイジーン」(注)という健康理論に基づく「若返りと健康に関する原則」をご自分の体で自ら試し、効果があるかどうかをみていただきたいということです。

この原則を毎日の生活習慣の中に取り入れたとき、皆さんは「自分の体はもう絶望的だ」などとあきらめる必要は全くないこと、絶望的にしてしまっていたのは自分自身なのだということに気づくはずです。

そして日を経ずしてエネルギーに満ちあふれたスリムで健康な体を手に入れ、若返った自分自身を発見することになるでしょう。

年齢がいくつであっても、また、現在の健康状態がどんなものであっても、以前よりずっと健康になって、後半生をエンジョイしている方たちが世界中にたくさんいます。

皆さんもそのような人々の仲間入りをするために、これから私と一緒にそのパワーを手に入れに出かけましょう。

誰もがみんな、健康で長生きでき、幸福に過ごせるのです。

（注）**ナチュラル・ハイジーン**

ハイジーン（hygiene）という単語は、「衛生、摂生《せっせい》、清潔、健康法」などと訳されていますが、ウェブスター英英辞典にはこうした意味より先に、「健康および健康維持のための科学。健康を保ち、病気を予防するための原則の理論」と記されています（五二ページ参照）。

50代からの超健康革命

〔目次〕

第2章「ナチュラル・ハイジーン」で誰もが一〇〇％健康！

第3章 「50代からの超健康革命」はどのようにしてなされるか

第4章 薬や医師の治療を過信しているあなたへ …… 137

第8章「ナチュラル・ハイジーン式」食事プログラム

第9章 特選レシピ

読者の方へ

本書は、直接的にも間接的にも、医学的アドバイスを与えているわけではありません。また、医師の承諾なしに、病人に治療法としてのダイエットをすすめているものでもありません。健康や栄養の専門家諸氏は、広くさまざまな見解を有しているはずです。診断や処方を行なうことは著者の意図するところではありません。本書の目的は、健康を追求するという人類共通の目標に向かって、読者が医師と協力するのに役立つこと、そのための健康に関する情報を提供することです。

●カバー&本文デザイン／KACHIDOKI
●本文イラストレーション／下村　都

序章 人生を変えた決断！

「自然の教え」に従って生きていれば、
私たちは長生きし、人生は喜びに満ちたすばらしいものになる。

スザンナ・ウェイ・ウッズ（医学博士）

●劇的！　スポック博士の「輝かしき晩年」

『スポック博士の育児書』の著書でお馴染みの小児科医、ベンジャミン・スポック博士は、八五歳のとき、脳梗塞（長嶋監督と同じ脳塞栓）のためにホテルのロビーで倒れて以来、しばらくの間は言語障害や手足の麻痺が続きました。

心臓の鼓動を一定にするためにペースメーカーをつけ、ジギタリス（強心剤）の常用、減量のためのダイエットなどさまざまな治療を受けていましたが、経過ははかばかしくありませんでした。手足が不自由で、特に脚の筋肉が衰えていたために、常に介護を必要としており、担当の医師からは治る見込みはないといわれていたのです。

ところが博士は、脳梗塞から三年後、八八歳のときに**「セルフケア（自らが行なうケア）」のプログラム**に着手し、**もっとヘルシーな食事への大転換を決断**したのです。

その内容については後述しますが、二週間のうちに、長年の抗生物質による治療では治らなかった慢性の気管支炎が消え、さらに三か月の間に五〇ポンド（約二三キロ）やせることができたばかりか、これまでよりずっとエネルギッシュになり、風邪一つ引かなくなったのです。体の麻痺も悪化していくどころか、改善されて一人で歩けるようになりました。

以来スポック博士は、人間の体にとってふさわしい食生活をする「セルフケア」が、病気予防や改善、健康維持にとってどれだけ重要な問題かを人々に訴えるため、ＰＣＲＭ「責任ある医療を推進する医師会」（注）の主要メンバーの一人として、全米を精力的に講演して回りました。そして執筆活動も熱心に続けながら、晩年を過ごしたのです。

医学介入による一般的なケアではどうすることもできなかった心臓の不整脈や脳梗塞の後遺症、慢性の気管支炎、歩行困難など、高齢者特有の退行性疾患に伴うさまざまなトラブルを見事解消し、その後も精力的に活動を続けて九四歳と十か月で亡くなりました。

（注）食事改善によって予防医学をめざす世界的に著名な医師およそ五〇〇〇人と二万人の文化人から構成されている健康増進のための組織。

●感動！　ウォーカー博士の「一〇九歳現役」

自然健康法を説き、生命・栄養・健康に関する最も信頼すべき学者の一人で、今日ではジュース療法のエキスパートとしても世界中で高く評価されているノーマン・ウォーカー博士は、若い頃に神経炎を伴う重症の肝硬変で余命数週間という診断を受けました。

博士は当時、人間の病気の主な原因とその治療、および予防法を探し求めていましたが、肝硬変で倒れたのは、栄養学の権威たちによって「生命の糧」といわれた穀物やパン、パスタ、牛乳といった食べ物が体に与える影響について、自らの体を使って人体実験していたときのことでした。

二年間は健康で、体重が七〇キロから九〇キロ近くに増えたことを除けば、どこといって悪いところはなく、順調でした。しかしある朝、突然動けなくなったのです。何人もの医師たちの診察を受けたものの、当時肝硬変は致命傷であったため、なす術もなく、痛みを抑える薬を飲みながら死を待つほかはない、というのが一般的な対応でした。

しかし博士は、医者の薬やアドバイスの一切を拒否し、**ある決断**をします。「セルフケア」のプログラムを実践中で、いつも健康そのものだった友人のアドバイスに従ったのです。そして半年後、博士は死を待つだけと宣告されていた状態から、完全に回復したのです。

ところが、それから五〜六年もすると、「喉元過ぎれば熱さを忘れる」のことわざどおり、博士は仕事に熱中するあまり、「セルフケア」を忘れてしまい、その結果、長期間にわたる過労と睡眠不足のため、神経衰弱で再び倒れてしまうのです。

このとき博士は仕事を離れ滞在していたフランスの農家で、自然と調和して生きている夫婦のライフスタイルを見て、再び**「セルフケア」の重要性**について悟ります。

博士は当初、回復までに必要な静養期間は一〇か月と担当医から言われていたのですが、本書でおすすめするような食事とライフスタイルによって、八週間というスピードで回復してしまったのです。博士は再びスリムでエネルギーに満ちあふれた健康な体を取り戻しました。

それ以来博士は、「セルフケア」の実践に自ら努めながら、「まばゆいばかりの健康を手にする最良の方法」を多くの人たちに伝えていくことになるのです。

博士は頭の働きばかりか肉体的にも衰えを知らず、自分の食べる野菜は自分で作り、一〇九歳まで現役で仕事をし、眠っている間に亡くなった、と言われています。

●友人たちの幸福な後半生

（その1）四六歳で腎臓病を克服、九二歳の現役マラソンランナー

私の友人アーンストは今年九二歳になります。シニア・オリンピックのマラソンレースの常連で、八〇歳以上のグループの五キロと一〇キロのレースで、常時金メダルを獲得してい

るエネルギッシュな男性です。

彼は、若いときから右の腎臓に異常があり、長い間激しい痛みに苦しめられ、医師からは人工透析をすすめられていました。また、ブタクサの花粉が飛来する季節になると、毎年重症の花粉症に苦しんできました。

その彼が、四六歳のときにナチュラル・ハイジーン（第2章参照）に出合い、（彼の言葉を借りると、「以前よりも賢くなったおかげで」）それまでのライフスタイルを変え、医療費を一切かけずに、これらの悩みを克服してしまったのです。

現在は全く健康そのもので、いつも次のように話して周囲の人を笑わせています。

「好きなものをでたらめに食べていた私の叔父は、七〇歳で亡くなっているし、私の食習慣をいつもからかっていたその孫も数年前脳腫瘍で亡くなってしまいました。でも私のほうはといえば、今でもこのとおりピンピンしていて、精力的な毎日を送っています。カウチポテト（テレビの前のソファーに座り込んでポテトチップスなどを食べ、体を動かさない人）になどなっていられるほど暇ではありませんよ」

私が先日、彼から受け取った手紙には、「医者や病院、薬にはお金がかかるけれど、**健康を手に入れるにはお金など一セントもかからない。**すばらしいことだね」と書かれていました。これを見たとき、私は「これこそ皆さんにお伝えしたいメッセージだ」と思ったのです。

腎臓障害のある人に対して、今日行なわれている医療的な処置は人工透析や腎臓移植ですが、そのような手段に頼る前に、各個人でできることがあります。

それは**「生命の法則」に基づく食事とライフスタイルに変える**ことです。

ペンシルバニアに住むドナは多発性嚢胞腎《のうほうじん》という診断を受け、医師から「治る見込みがないので、毎週人工透析を受けるか、腎臓移植のいずれかを選択するように」と言われたのですが、セカンドオピニオンとして聞いた医師による指導で、「食事とライフスタイルを変える」という決断をしました。

その結果、腎機能はすばらしく健康な状態に改善され、以来病気で悩まされるようなことはなくなったのです。

ちなみに、アメリカでもベストの病院の一つとされているジョンズ・ホプキンズ医学研究所では、腎不全の患者に、本書でおすすめするような食事（低タンパク、低脂肪、動物性食品なしの徹底した食事）をさせると、人工透析を避けられることを証明しています。

（その2）五四歳で消化障害を克服、現在まで薬と無縁の九〇歳

シャープ博士は以前、足の専門医でした。今はリタイアしてカリフォルニアで自分の食べる野菜や果物を有機栽培で育てながら、一人暮らしで悠々自適の人生をエンジョイしていますが、五四歳のときまで慢性の消化器系の持病がいろいろあり、薬漬けで憂鬱な毎日を送ってきました。

二一歳のときから始まった酸性症のために、胸焼けや激しい胃の痛みに苦しめられ、一日六回も重曹を飲んでいたといいます。下痢もひどく、慢性になっていました。三四歳のときからは大腸炎、痙攣《けいれん》性結腸に苦しめられるようになり、生涯刺激のない食べ物と薬漬けの人生を送らねばならない、とあきらめて暮らしていました。

ところが五四歳のときにナチュラル・ハイジーンと出合ったのがきっかけで、彼の人生はすっかり変わってしまったのです。

消化障害には悩まされなくなり、薬は一切不要となりました。体重が半年で五五ポンド（約二五キログラム）も落ち、患者たちからは、ガンか結核ではないかと心配されたほどだったといいます。アメリカ人にしては小柄な彼は、理想体重になり、それ以来三六年間ナチュラル・ハイジーンのライフスタイルをずっと続けていて、あいかわらずすばらしい健康状

態を保っています。

　私がシャープ博士に会うのは年に一度しかありませんが、決して年をとったという印象を受けません。いつ会っても初めて知り合った一一年前と変わらないのです。

　ナチュラル・ハイジーンを実践している高齢者たちは、たいてい実際の年齢よりも一〇〜二〇歳若く見えます。年齢とは、私たちが習慣的に行なっているような、暦によって計る「時の経過」ではありません。「生命の法則」にそむいた食習慣やライフスタイルで自分の体を虐待したり、酷使したりしてきた結果現われるもので、それが体を構成する約六〇兆個の細胞に影響を与え、ちょうど鏡のように、顔、体つき、体力などに映し出されるもののことをいうのです。

　本書でおすすめするプログラムほど、短期間のうちに、実にドラマティックに、しかも決してひもじい思いや苦労などはせず、きわめてヘルシーに永久減量を果たすことができるプログラムは世界中どこを探してもありません。

　私のクライアントたちは、一か月にラクラク五キロから一〇キロ減量しています。一年余りの間に三〇キロの減量に成功した人もいます。

ここでご紹介したスポック博士やウォーカー博士、そしてアーンストやシャープ博士は、決して特殊な例ではありません（それ以外にも同様の経験をしている人々の例は、第5章でご紹介します）。

ウォーカー博士は七三歳のときに執筆した『若返りの秘訣（Become Younger）』の中で、次のように記しています。

「墓地に埋葬されてもおかしくない年齢になったとしても、三〇歳のときと同じように、エネルギーに満ちあふれ、ハツラツとした人生を送ることは、誰にでも可能である」

なぜなら私たちの体の細胞や組織は、本質的に皆同じであり、一人の人にできることは、誰もが成しとげられる範囲の中にあるからだ、というのです。

●本書刊行の目的――誰もが人生を幸福に過ごせる！

現に私の周りには、五〇代前後になってから、「セルフケア」の重要性を学び、ライフスタイルを転換して新たな生き方を自らの意志で決断し、すばらしい後半生を手にした人々が数えきれないほどいます。

食事やライフスタイルを見直し、日頃から「セルフケア」を心がけるようにさえすれば、私たちは、年齢に関係なく、風邪やインフルエンザ、気管支炎や肺炎、関節の痛み、体力の低下といった高齢者によく見られる病気や障害から解放されるのです。

さらには、中高年になると誰でも不安を募らせる男性の脱毛・インポテンツ・前立腺肥大の悩み、そして女性の更年期障害の不快な症状なども、劇的に予防・改善できるということも、ここで強調しておかねばなりません。

男性にとっては、抜け毛やインポテンツ、頻尿や尿の切れの悪さといった前立腺肥大に関するトラブルなどが始まると、自分の体に老いが少しずつ忍び寄ってきていることを感じて、愕然とした思いに囚われるはずです。

女性も閉経を迎える頃になると、多くの人が、ほてりや感情の激しい起伏、不定愁訴、憂鬱、イライラ、不安、息切れ、めまい、疲労感、消化のトラブル、皮膚の過敏症、記憶違い、膣の乾燥、筋肉や関節の痛み、乳房の圧痛などといった更年期障害に悩まされるようになります。

食習慣を本書でおすすめするようなものに変えると、これらのトラブルに関与する性ホルモンの製造過剰を正し、さらにこのホルモンの排泄をスピードアップさせることができるため、男性の場合は、脱毛の始まる時期やそのスピードを信じられないほど大幅に遅らせることができます。また前立腺の肥大を縮小させ、排尿のトラブルから免れることができるようになります。同時に、全身の動脈に生じている硬化が改善され、血液が組織になめらかに流れていくようになるため、インポテンツも解消し、バイアグラはいらなくなるのです。

女性の場合は、不快な更年期障害もなくなります。「セルフケア」を重視するライフスタイルに転換した人々は、このようなトラブルから解消され、残りの人生を謳歌しています。ウォーカー博士は、若返りと健康な老後を送る秘訣について、「自分自身に厳しくなって、セルフケアを実践していくことだ。他人は誰もあなたを健康にしてはくれない」と明かしています。

本書は皆さんにその「セルフケア」の大切さを認識していただき、スリムで病気知らずで、エネルギーに満ちあふれた体を手に入れ、すばらしい老後を過ごすための具体的なライフスタイル改善法をご紹介するものです。

未来を変えられるのは他人ではありません。あなた自身の決断です。 そしてそれは、誰にでも選択可能なことなのです。

第一部

理論編

健康は未来を変える原動力

第1章 健康長寿か、病床生活か

体を虐待すると、その代償として病気になる。
一方、自分自身をきちんとケアしていれば、
健康を保つことも取り戻すこともできる。

ジョエル・アーマン（医学博士）

●人間は一二〇歳まで健康に生きていける

私たち人類は、誰でも一二〇～一六〇年は病気に苦しむようなことなく、健康に生きられるように作られています。この数字は、地球上に生息するいろいろな動物の寿命を研究することによって引き出されたもので、世界の学者たちの一致した意見です。

この地球上には何十億種類もの動物が生息していますが、彼らは人間の保護のもとにある動物を除けば、どの動物たちも、今日私たちがかかるような病気に苦しむようなことはなく、健康体のまま寿命を全うしています。

その寿命の長さは環境や体の構造により、数分から一〇〇年以上までさまざまですが、どの動物も、一般に成熟するまでに要する年月の六～八倍は生きるのです。

ホモサピエンスとしての人類は、一般に成熟するまでに二〇年はかかるといわれています。したがって人類は、生物学的には一二〇～一六〇年は生きられるように作られている、ということになります。

ベストセラー『Ageless Body, Timeless Mind』（邦訳『エイジレス革命——永遠の若さを生きる』講談社刊）の著者ディーパック・チョプラ医学博士は、「私たちは病気を引き起こすような生き方さえしなければ、一二〇年は優に生きられる」と言っています。

現にホモサピエンスとしての人類の歴史をみると、初期の頃の人々は、今日の人々よりずっと若々しく、健康状態は完璧で、ギリシャ彫刻に見られるように巨大で信じられないほど強いスタミナがあり、寿命は驚くべきほど長かったのです。

今から三八〇〇年ぐらい前のバビロニアでは、人々の平均寿命が二〇〇歳だったといわれていますし、聖書や数々の歴史書にも、当時多くの人々が一二〇歳以上生きていたことが記されています。

旧約聖書の創世記にも、人類の創造主である神は、人類が一二〇歳まで生きるようにしたという記述があります。日本でも縄文時代の頃までは、たいていの人が一〇〇歳以上生きていたということです。

文明の進歩とともに、国が豊かになるにつれ、食卓も豊かになり、それに比例していろいろな病気が生じ、その結果、本来の寿命を縮めていきます。

紀元前八〇〇年から四〇〇年の間、古代ギリシャの時代には伝染病もなく、人々は健康でエネルギーに満ちあふれ、精力的であることを競い合っていました。しかし、ローマ帝国が栄華をきわめ、食文化が発達し、食べ物の大量生産や加工精製が盛んに行なわれるようになり、美食、貪欲、堕落が目につくようになると、風邪やさまざまな伝染病が蔓延し、大勢の人々の命を奪うようになったのです。

日本の場合も例外ではありません。戦後、国民総生産が世界第二位となり、国が豊かになるとともに飽食の時代に入り、私たちは祖先たちが決して食べていなかったようなものを常食とするようになりました。

それとともに昔は数少なかった病気（さまざまなガン、心臓病や脳梗塞、糖尿病など）が急激な勢いで増え始め、国民医療費もかつてないスピードで増加しています。

たとえ日本の平均寿命が世界一を誇っていても、人々は病気を患いながら長生きしているのです。ＷＨＯ（世界保健機関）の統計では、**日本人は亡くなる前の平均六・九年は病気で床に就いている**ことを示しています。

自然界に棲む動物たちは、医者も病院も薬局もないのに、病気に屈服するようなことはありません。今日の文明社会の人々を苦しめ、寿命よりもずっと早く死に追いやってしまうガンや心臓病、脳卒中、糖尿病などで早死にする動物はいないのです。

動物たちは高齢になっても、自分の歯で嚙み、自分の目で見、自分の足で荒野を走っています。杖や車椅子が必要になるような動物もいなければ、リウマチの痛みに苦しんだり、介護を受けないと生きていけないような動物もいないのです。これらの病気に苦しんでいるのは人間と、人間に飼われているペットだけです。

私たち現代人も本当は自然界に棲む動物たちのように、健康でたくましく、一二〇歳くらいまでエネルギッシュに生きていく能力を持っているのですが、文明が高度に発達した結果、生きていくうえで必要のない病気で苦しみ、自らの寿命を縮めているのです。

私たちは病気を引き起こすようなことをしない限り、病気にはなりませんし、たとえ現在、健康上なんらかの病気や障害があったとしても、それを改善し、今よりずっと健康になれる力を体の中に秘めているのです。

●テロリストや核兵器より怖いもの

私たちの社会では病気になることが普通の出来事として捉えられています。周りを見渡すと、風邪やインフルエンザ、肺炎、あるいは胃腸障害や頭痛、腰痛、関節炎、神経痛、慢性関節リウマチのような痛み、消化障害、慢性の疲労、ＰＭＳ（月経前緊張症）、更年期障害、血圧や血糖値・コレステロール値・中性脂肪値などの異常、腎臓・肝臓疾患、骨粗鬆症《こつそしょうしょう》、さまざまなアレルギー（花粉症、鼻炎、喘息、湿疹など）、白内障、あるいはもっと深刻な病気のガン、心臓病、脳卒中など、ありとあらゆる慢性の病気で苦しんでいる人々でいっぱいです。

人間ドックの結果、「異常なし」と診断される人は、わずか一三・三％しかいません。これは二〇年前の半分以下です。

年齢別にみると、四〇代で異常がなかった人は一四・二％、五〇代では九・六％、六〇代では七・三％と、高齢になるにつれて減少しています。言い換えれば、中高年の九〇％以上は、健康上なんらかの障害（血圧や血糖値、コレステロール値、中性脂肪値、尿酸値の異常や肝機能障害ほか）を抱えているということになります(＊1)（＊印の関連資料は巻末に記載しています。以下同様）。

現に中高年の皆さんの多くはこうしたトラブルと闘っているはずです。そして病気になるということは、一般に「年をとると避けられない問題」として捉えられていることでしょう。病院はこのような病気を治療してもらう高齢者であふれ、待合室はそうした人たちの社交場と化しています。

こうして私たちの九〇％以上の人は、予防可能な病気でこの世を去っていくのです。三人

（図1）　日本人の死亡原因の内訳
（総死亡者数 982,271人）

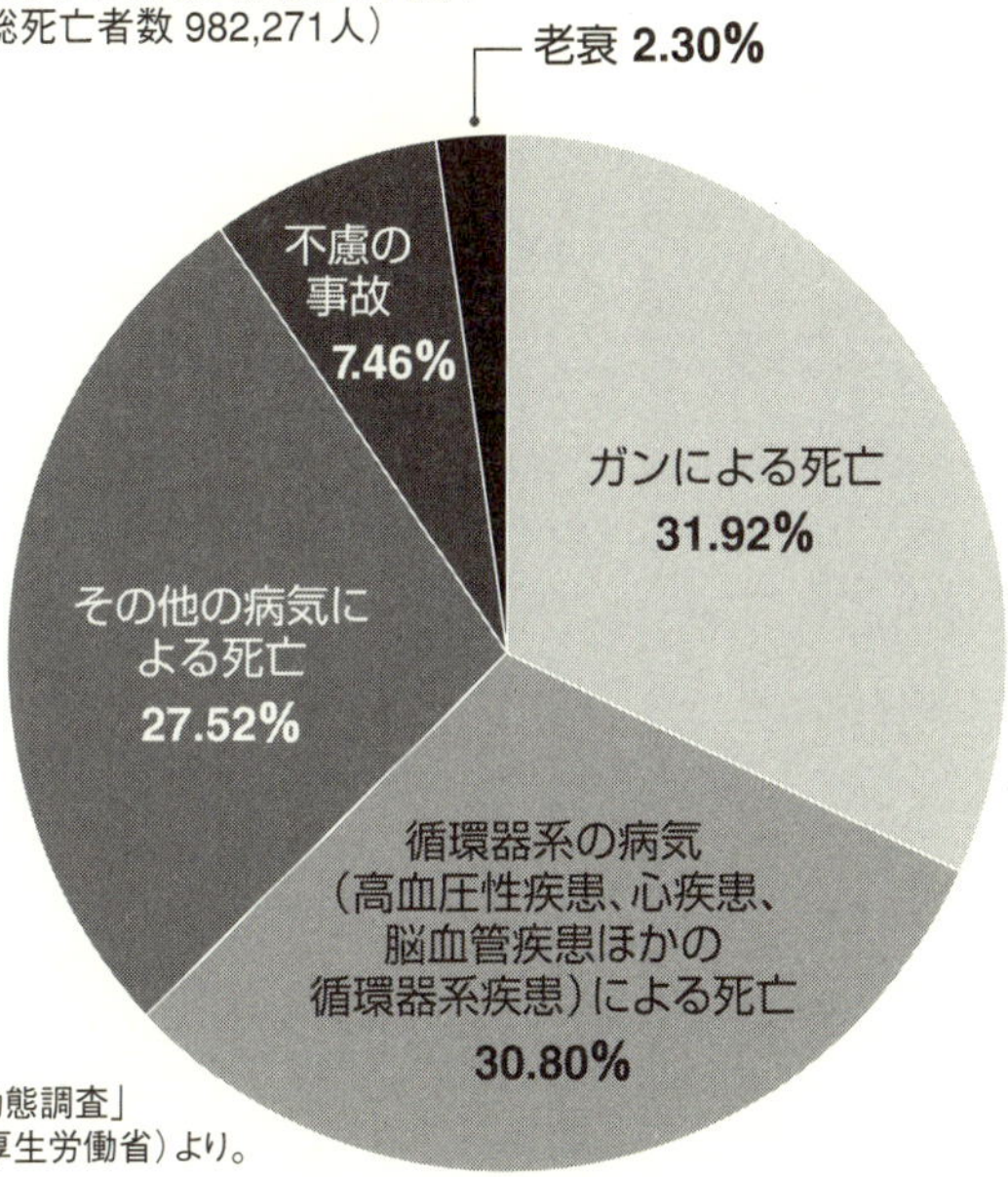

資料：「人口動態調査」
（2002年度、厚生労働省）より。

のうちの一人はガンで、もう一人は循環器系疾患（高血圧性疾患、心疾患、脳血管疾患など）で亡くなっていきます（図１参照）。別の一人は内分泌系（糖尿病など）、消化器系、尿路性器系、神経系など、その他の病気で亡くなっていきます。

自然死（老衰）は生き物本来の死に方であり、自然界の動物たちは事故や怪我で死なない限り、たいてい自然に死んでいきます。

しかし日本人の場合、自然死はわずかに二・三〇％にすぎません。不慮の事故や自殺、他殺などによる死亡（七・四六％）と合わせても、病気以外の理由で亡くなっていく割合は、全体死の一割にも満たないのです。

日本では毎日およそ二七〇〇人もの人々がなんらかの病気で亡くなっています。昨日も、今日も、そして明日もです。

これらの病気は言葉は発しませんが、事実上テロリストや戦争、核兵器よりもはるかに恐ろしい敵です。多くの人々の健康を蝕《むしば》み、人間本来の寿命を縮め、本人やその家族に計り知れないほどの不安や苦しみを与え、経済的に大きな負担をかけ、国家の経済状態をも悪化させていくからです。

しかし、その予防や改善策に関しては、テロや戦争のように、メディアが毎日のように徹底的に報じるようなことはありません。その根底には、「年をとると病気は避けられないもの」といった思い込みがあるからではないでしょうか。

●病気は私たち自身が作り出している

「病気は避けられないもの」ではありません。

なぜなら私たちは病気になるのではなく、**自ら病気を作り出している**からです。

私たちの食事や生活習慣などの選択が、ホモサピエンスとしての私たちの体にふさわしくないため、体に本来備わっている自然の防衛力を破壊し、細胞を傷つけ、機能を低下させ、長い年月をかけて自分自身を病気にしてしまうのです。

アメリカの女性医学博士第一号として有名なハリエット・オースチン博士は、当時（一九世紀）としては非常に先見の明に富んだ人で、「どんな病気や苦痛も、（それが事故によるものでなければ）苦しんでいる本人か、ほかの人によってなされた誤った行為によって引き起こされたものである(＊2)」と述べています。

痛みや不快な症状がいやだったら、そのようなものを引き起こさなければよいのです。病気や不快な症状は、偶然に生じるものではありません。必ず正当な原因があります。それについては第2章でお話ししますが、病気は故意に引き起こさなければ、生じません。つまり病気になるのも健康を保つのも、私たち次第なのです。

●「第二の人生」を価値あるものに！

「食事選択」とガンや心臓病、脳卒中、糖尿病などとはきわめて密接な関係にあることが、近年非常にたくさんの科学的研究によって明白になっています。

米国公衆衛生局長官の一九八八年レポートの中で長官のエヴェレット・クープ医学博士は、「アメリカの十大死因のうち八～九割は、間違った食習慣によって自ら引き起こしているもので、私たちのコントロール下にある」と述べています。

私たちは生まれたときから肥満だったわけではありません。血圧、血糖値、コレステロール値、尿酸値などの数値が高かったわけでもないのです。

乳幼児の頃から続けてきた食事や生活習慣がもたらす有害な老廃物（毒素）のために、細胞を徐々に傷つけ、「雨垂れ石をも穿《うが》つ」のことわざのように、中高年になると、組織が正しく機能できなくなり、肥満やさまざまな病気を引き起こし、本来の寿命よりもずっと早く亡くなっていくのです。

その意味で、今日私たちの病気の九〇％以上は、生活習慣病と呼んでも過言ではありません。しかし人々は一般的に、「自分の食事やライフスタイルが、人間ドックの検査結果の異常値の原因であり、頭痛、手足や腰の痛み、肥満、更年期障害、各種アレルギーなどの最大の要因である」という認識に欠けているために、死ぬまで体を傷つける誤った生活習慣をやめるようなことはないのです。

たいていの人は病気になると、「運が悪かった」とか「遺伝だからしかたない」としか思っていないでしょう。

しかし運がこれらの病気に作用する可能性は、私たちが自ら選択し、行なっている食事やライフスタイルによる影響から比べれば、とるに足りません。また、遺伝が病気に影響する可能性も二〜三%(＊3)、多く見ても一〇%にすぎないのです(＊4)。

アメリカへ移住した日系人たちを見ると、一世の人々は全員がスリムで、心臓病や乳ガン、前立腺ガン、大腸ガン、糖尿病とは無縁なのですが、二世、三世になると、肥満の傾向が出てきたり、アメリカに蔓延している病気にわずらわされるようになるのです(＊5)。

彼らの遺伝子が変わったわけではありません。この間に変わったのは食習慣だけです。この傾向は日系人に限ったことではありません。どんな民族も、移住先の食習慣を受け入れるようになると、同時にその地域で一般的となっている病気をも背負い込むことになるのです(＊6)。

米国公衆衛生局長官が言うように、これらの病気はコントロール可能なもので、**予防や改**

善は私たちの選択次第なのです。現代人の多くは、自分で自分の病気を作っているのです。しかし不幸なことに、そのことに気づいていません。

ハーバード大学公衆衛生学部栄養学科長のウォルター・ウィレット医学博士は、ABCテレビのニュース番組の中で、「心臓病の八〇%、脳卒中の七〇%、大腸ガンの七〇%、糖尿病の八〇%は、ヘルシーな食事選択や禁煙、毎日適度な運動を行なうことなどによって予防できる」と述べ、病気予防について個人レベルでできることがたくさんあることを、アメリカの一般国民に伝えようとしています(*7)。

●「知らなかった」で後悔しないために

たいていの人は病気になると、薬や医者が治してくれると信じ込んでいます。医者を神様のように信頼しきっている人もかなりいます。

今日の文明社会では、特に年をとると、血圧や血糖値、尿酸値やコレステロール値が高くなる傾向にあるため、これを医師が定期的にチェックし、薬によってコントロールしていくことが、高齢者のヘルスケア(健康管理)の基本であるというのが一般的な考え方です。

しかし、先にご紹介したハリエット・オースチン博士は、一〇〇年以上も前に次のように警告していました。

「人々は子供から大人まで、飲食習慣や睡眠、衣類の選択、ものの考え方などにおいて、自然を平然と無視するようなやり方をしている。その結果、でたらめな行為に体が屈服して病気になってしまうと、人々は病気を取り除くためには何がなされるべきかを考えようとするのではなく、即、専門的に考え、ケアを行なう人々の手に委ねてしまう。しかし何百年もの間行なわれてきた人々の知恵が、このやり方は誤っていることを証明している（＊8）」

それを証明するように、ウィレット博士ほか、ハーバード大学公衆衛生学部の疫学者らも、「年をとると、薬による治療が必要になると一般に信じられているが、これは残念なことに、健康な老後を送るうえでの第一の手段としての食事やライフスタイルの重要性を疎《おろそ》かにすることにつながる」と言っています（＊9）。

実際、**医者よりもあなた自身にできることのほうがずっとたくさんあります。**

どんな名医といわれる医師のケアを受けていても、その医師はあなたのために、体にふさわしい食事をしたり、運動をしたりしてはくれません。あなたのために十分眠ってもくれないし、ストレス・マネージメントをしてくれるわけでもないのです。

現にアメリカの「衛生局長官レポート」一九九七年度版に、「どんな医者や病院、薬、最新の医療装置よりも、あなた自身のほうが、あなた自身の健康と幸せのためにできることがたくさんある」と記されています。(*10)

元米国医師会会長のリチャード・E・パルマー医学博士でさえも、次のように述べています。

「医学の介入による効果は、患者の健康状態を決定する要素のおよそ一〇%にすぎない。残りの九〇%は医師にはほんのわずかか、あるいは全くコントロールできない要因によって決定される。もっと健康になるためには、喫煙や飲酒、エクササイズ、適切な食習慣のようなものについて、自分自身が正しい選択をすることであり、それを実践することのほうが、現代の医学による治療よりもずっと希望を与えてくれる」(*11)

「ヘルスケア（健康管理）」の基本は、医学による介入よりも、自分自身が行なう食事やライフスタイルの選択といった「セルフケア（自らが行なうケア）」のほうにあることを強く訴えているのです。

●病人が減らない日本式「ヘルスケア」システム

現代は非常に多くの人が薬に頼って生きています。薬に頼らなくても、もっとずっと健康に生きる方法があるのに、多くの人はそれを知りません。神様は私たちに「選択する自由」を与えてくれているのです。

薬に頼らず、生涯スリムで健康な人生をエンジョイするには、どんなライフスタイルを選択したらよいかを学び、それを実践していけばいいだけのことです。痛みや不快な症状に苦しむことはなく、不安や心配もなく、膨大な医療費を節約し、人生をもっとハイ・クオリティーなものに変えることができるでしょう。

今日、非常に多くの子供たちが、肥満で不健康です。これは親が無知で無関心だからです。その結果、子供たちは将来大人になってから、生活習慣病というツケを払わさせられることになるのです。

大人たちの多くもまた、自分の肥満、血圧や血糖値、コレステロール値、中性脂肪値、尿酸値などが高いこと、肝機能が悪いことなどは、すべて長年の間自分が選択し、行なってきた「誤った食事やライフスタイル」が影響しているということに気づいていません。

体にふさわしい食事やライフスタイルを学び、自らが行なう「セルフケア（自らが行なうケア）」を重視すること、これこそ「ヘルスケア（健康管理）」の基本であるべきです。そうすれば、そもそも初めから病気などは現われませんし、また運悪く病気になってしまった人でも、前述のスポック博士たちのように、必ず改善できるのです。

「もう年だから」とあきらめる必要はありません。薬や手術などは、よほどの例外を除いて必要なくなり、天井知らずに増えていく医療費の節減にも大きく貢献することになります。健康保険の自己負担額が三割に増え、私たちは病気になると、これまで以上の費用を払わなければならなくなりました。パンク寸前だった健康保険組合の負担額がそれによって減少しても、九〇％もの高齢者が病気になることを考慮すると、今後ますます高齢者が増えていく日本では、医療費問題は永久に解決するとは思われません。

今日日本で行なわれている「ヘルスケア」は、病気を引き起こすような食事やライフスタイルを続けながら病気になるまで待っていて、病気になってから、その症状に薬や手術といった手段で対処していくことを指しています。

これは「ヘルスケア」ではなく、症状をコントロールして何とか生き延びさせていくための「マネージケア（管理医療）」でしかありません。

これではいくら医学が発達し、ハイテクの医療器具が開発されても、病人が減ることはありません。病気の根本原因を取り除いていかない限り、介護も医療費も増えていく一方でしょう。

●人間ドックより優先すべきもの

皆さんは、毎年人間ドックの検査を受けることによって生活習慣病の予防に努めている、と考えていらっしゃるかもしれません。

しかし人間ドックとは食事やライフスタイルの誤りにより生じる病気が、すでに現われたかどうかをチェックする検査であって、予防といえるものではありません。このような現状の検査法では、病気がそもそも初めから生じないようにする「セルフケア（自らが行なうケア）」のアプローチと同様の効果は望めないのです。

心臓発作の最初の症状の一つは、「突然死」です。つまり「突然死」の予兆を人間ドックで見きわめることはむずかしいのです。また、ガン検診でガンが発見されるときには、ガン細胞はすでに一〇年以上ものあいだ体内で成長してきているのです。「症状がないこと＝健康」といった考え方は非常に危険といえます。

今日の「ヘルスケア（健康管理）」プログラムでは、病気になった本人や家族が肉体的にも精神的にも、また経済的にも大きな重荷を背負い込むことになるばかりか、国家の財政にも負担がかかり、本当の意味での「ヘルスケア」とはいえません。

ウォーカー博士はその著『若返りの秘訣（Become Younger）』の中で、「学校では、読み書きを教えるより先に、まず**病気も健康もその責任は自分自身にある**ということを教えるべきである」と述べています。

私自身、そのことを、自らの苦い体験から学びました。このことは拙著『常識破りの超健康革命』（小社刊）に記していますので、ご一読いただければ幸いです。

確かに多くの人は、体を正しくケアしていくための本物の知識を全く持っていません。自分は違う、自分だけは正しい知識を持ち合わせている、と思い込んでいる人ほど悲劇に突然襲われたときのショックは大きいのです。今日巷にあふれている健康情報のほとんどは、いずれも加工食品業界やサプリメント・薬品・医療メーカーのコマーシャルにすぎない、ということを知っておいてください。

さらに政府や医師、栄養士が提唱しているような、バランスのとれた食事、低脂肪・減塩・カロリー制限による減量といったような、「時代遅れの栄養学」に基づく指導では、不必要な薬や手術を避けることもできず、エネルギーに満ちあふれた体を手にすることはできません。

その結果、九〇％以上の人が、体のどこかに異常があり、医者へ通い、薬や放射線・手術といった遺伝子工学やハイテクを駆使した治療を受けることになるのです。

しかし、それでは超健康《スーパーヘルス》を取り戻すことはできません。それどころか病人は年々増えていく一方で、それと平行して、医療費もかつて例を見ない勢いで増加しています。それは、生物学に基づいた「セルフケア」が欠けているためなのです。

今、本当に求められていることは、高度の医療技術や周到に作られた「ヘルスケア」のプログラム（老人医療制度）ではありません。それよりももっと重要なことがあることに、ぜひ皆さんに気づいていただきたいと思います。

それは、「セルフケア」に関する自分自身への正しい教育なのです。

第2章 「ナチュラル・ハイジーン」で誰もが一〇〇%健康!

「ナチュラル・ハイジーン」は
人類に与えられたすばらしい贈りものである。

ラッセル・タッカー・トゥロール（医学博士）

●「ナチュラル・ハイジーン」とは何か

ナチュラル・ハイジーン、それは**究極の「セルフケア（自らが行なうケア）」理論**です。

皆さんの多くが、ナチュラル・ハイジーンという言葉を聞くのは初めてだと思います。これは、体が最大限の健康状態を保っていくために、そしてまた、体が不調に陥ったとき回復するために、その必要な手段を具体的に示した生物学の一分野です。

一九世紀の初め、アメリカの医師たちによって学問的に系統づけられたもので、「生命の法則」に従って生きることの重要性を説く健康理論です。

そのルーツは、古代ギリシャの哲学や医学にまでさかのぼります。当時、ヒポクラテスやピタゴラスといった学者たちは、「〈自然の法則〉に基づく原則と習慣に従って生き、食べていれば、誰でも、肥満や病気を予防・改善でき、常に健康な状態で生きていくことができる」と教えていました。

この世の森羅万象は、「自然の法則」によって支配されています。そして、そんな法則があることを知っていようといまいと、物事はその支配から免れることはできません。物理学の分野には「重力の法則」や「浮力の法則」があり、化学の世界には「酸とアルカリの法則」があります。

東京タワーのてっぺんから飛び降りたら、「重力の法則」があるため、いやというほど体を地面にたたきつけられ、即死してしまうでしょう。同様に、生物界には「生命の法則」というべき「自然の法則」があり、私たちの体のコンディションは、この法則によって支配されています。

この法則に従って生きるとき、私たちの体は、すばらしく健康でいられ、その法則に違反すれば、体は正常の機能を失い、病気になります。

自然界の動物たちは、この「生命の法則」に従って生きています。彼らは「生命の法則」が定める生命維持のために必要なことを本能的に知っていて、それを実行しているのです。その結果、生涯病気になるようなことはなく、本来の寿命を全うしています。

私たちの大昔の祖先たちも、そうでした。彼らは動物たちと同じように、本能的に「生命の法則」が定める生命維持の要素を体に与え、生命を傷つけるようなものは本能的に避けていたのです。

そのため現代人よりもはるかに筋骨の発達した肉体を持ち、私たちを悩ませているような退行性疾患など全くなく、私たちよりもずっと健康で、一〇〇歳以上の人生をたくましく生きていたのです。

●「ナチュラル・ハイジーン」が教える健康理論

しかし文明が進歩し、食文化が発達した今日、人々は、ハンバーガーやフライドチキン、ホットドッグ、牛丼、カップラーメン、白いご飯や白いパン、スナック菓子、清涼飲料といった、古代人たちが食べていなかったようなものを食べるようになりました。

また、交通手段やさまざまな文明の利器の発達とともに、体を十分動かさなくなり、眠るべきときに眠らず、絶えず自然に逆らった生き方を体に強いるようになりました。

こうして私たちは自然と調和して生きることを忘れ、体に何を与えるべきか、何を与えるべきではないかを判断する本能を鈍らせてしまったのです。

私たちは無意識のうちに、「生命の法則」に違反するような食習慣やライフスタイルを、生まれてから死ぬまで繰り返しているのです。

その結果、体を徐々に衰弱させ、体の機能や組織を傷つけ、病気になり、本来の寿命よりもずっと早く死んでいくようになってしまったのです。

そのことに気づいたナチュラル・ハイジーンのパイオニアの医師たちは、病気予防、すばらしい健康状態の維持、また病状改善、健康回復のため、「生命の法則」に基づいた体の取り扱い方について、非常に簡単でわかりやすいガイドラインを作りました。

それはいわば、「体のオペレーショナル・マニュアル（使用説明書）」といえるものでした。車やコンピュータを買うと、マニュアルがついてきます。そのマニュアルどおりに扱えば、その機械は意図されている機能を間違いなく発揮してくれますが、マニュアルどおりに扱わないと、故障してしまいます。

私たちの体もまた、このマニュアルに従えば、最大限の機能を発揮できるようになり、違反すると故障することになります。

ナチュラル・ハイジーンの健康理論は非常に単純で明快です。それは次のようなものです。

「私たち人間は健康であることがノーマルであり、体が必要とする条件（超健康《スーパーヘルス》のための「七大要素」、六三ページ、図2参照）さえ与えていれば、健康は保たれ、与えられないと健康は徐々に蝕《むしば》まれ、病気になる。しかし病気になったとしても、体には想像を絶するほどの治癒力や修復力が備わっているため、その根本原因さえ取り除いてやれば、再びすばらしい健康状態を取り戻すことができる。病気の根本的な原因を取り除かず、原因の結果である症状を、薬や手術などで除こうとする現代の一般的なヘルスケアでは、完全な健康を取り戻すことはできない」

彼らはこの理論を普及させるために多数の著書を著わし、また学校や大学を設立し、健康を求める人々を教育することにその生涯を捧げてきました。

●病気の治し方は一つではなかった

当時欧米では、病気治療のアプローチには、ナチュラル・ハイジーンのようなナチュロパシー（自然療法）をはじめとして、ホメオパシー（同種療法）、オステオパシー（整骨療法）、サイコセラピー（心理療法）、アロパシー（逆症療法。今日主流となっている対症療法と呼ばれている方法）の五つの流派がありましたが、決して今日のようにアロパシーが主流ではありませんでした。

しかし一八七〇年代、アロパシーの医師たちが、「病気は外から侵入してくるバクテリアによって引き起こされ、これは薬で撃退できる」とするパスツールの「病気細菌説」を支持するようになると、庶民の関心は圧倒的にこのアプローチに集まるようになり、ナチュラル・ハイジーンの普及活動はアロパシー派をサポートする製薬業界によって阻害され、ヘルスアプローチの主流の座を追われることになります。

人々は、それまでの自分の行動の是非が問われることもなく、自分の病気や苦痛を招いた責任も問題にされず、不可解な生き物（微生物）を犯人にしてくれるアロパシーのアプローチを大歓迎しました。食習慣やライフスタイルを改めなくても、症状だけは薬ですぐに消すことができることに気づいたのです。

しかし二〇世紀に入ると、ハーバート・M・シェルトン博士が、「たとえ天が落ちてこようとも、真実を貫き通そう」という信念を持って、米国のサンアントニオにヘルススクールを創設、ナチュラル・ハイジーンの機関誌や多数の著書の出版を通じて、次のようなことを繰り返し繰り返し教え続けました。

「健康は重力の法則と同様に変えることのできない〈生命の法則〉に従った結果であり、病気はその同じ法則に違反した結果であるということを、人は教えられるべきである。**健康は**

〈生命の法則〉に従うことによって取り戻すことができる。この法則を破り続けながら、健康を回復できると考えることは、これらの法則には効力がなく、いつでも無効にできるものだと考えるに等しいことだ。生命を司っている法則を犯すと、私たちは必ず高い代償を払わねばならなくなるだろう」

ナチュラル・ハイジーンの火は真の健康を求める人々の間に灯り続けました。

そして近年、『Fit For Life』（邦訳『ライフスタイル革命』キングベアー出版刊。品切れ中）が世界のベストセラーとなるとともに、ナチュラル・ハイジーンの理論が世界中に知れわたり、その支持者が全世界に広がっていったのです。同書には、「生命の法則」に従った食生活を行なっていれば、ひもじい思いや面倒なカロリー計算などしなくても、瞬く間にやせ、リバウンドすることもなく、永久にスリムでいられるばかりか、超健康になれると説かれていました。

英国ナチュラル・ハイジーン協会の会長を務め、四五年間にわたり機関誌『ハイジニスト（The Hygienist）』を発行して、ヨーロッパ各地やロシア、インドでナチュラル・ハイジーンの普及に努めているケキ・シドワ博士は、次のように述べています。

「もし私たちが、〈生命の法則〉について完全な知識を持ち、ナチュラル・ハイジーンの教えを守って生活していたら、病気など決して起こらないだろう。この点において、ナチュラル・ハイジーンは知的で健康的な生命科学である」

病気をなくし、超健康をきわめることによって、ナチュラル・ハイジーンのアプローチが確かであることは、今日数え切れないほどの科学文献によって証明されています。

●日本の医者がこの理論をすすめない理由

私がここで申し上げたことを信じる必要はありません。皆さん自身で確かめてみてください。このことが真実かどうかは、自分自身で確かめるしかないのです。

薔薇の花の香りがどんなにすばらしいという話を聞いても、実際にその香りを自分自身で嗅ぐまでは、そのすばらしさがどんなものかはわかりません。

ご自分で確かめれば、この話が真実かどうかはすぐにわかります。しかし、なかにはきっと、そんな良い話なら、なぜ医者がすすめてくれないのか、なぜテレビや新聞の健康情報で報じられないのか、といった疑問を抱く人も多いに違いありません。

その理由は三つあります。まず、**日本では予防医学や健康学の情報の普及が、欧米諸国に**

比べ、非常に遅れていること、そのため、たいていの医者はこうした真実を知らないことが多いからです。

彼らが大学の医学部で学んでくるものは、薬理学や病理学、そして外科治療や放射線治療などであって、栄養学や健康学ではありません。医学部では人々が病気になったときに、その症状に対処する方法だけを教えているのです。健康になる方法についての授業はありません。症状に対処する方法を学んでも、健康になる方法を患者に伝えることはできないのです。

二番目の理由は、ＰＣＲＭ（責任ある医療を推進する医師会）の会長ニール・バーナード博士も、『痛みと闘う食べ物（Food That Fight Pain）』の中で指摘しているように、**真実を教えたら、どの業界も儲からなくなる**からです。

偏頭痛や慢性関節リウマチの痛みを引き起こす食習慣やライフスタイルを止めさせたら、製薬業界も医学業界も、儲からなくなってしまいます。詰まった動脈を、食事やライフスタイルの改善で治してしまったら、医者も手術用器具の業界も儲かりません。製薬業界や、医療器具メーカーは、ナチュラル・ハイジーンが教えるような情報は提供しようとはしないのです。

最後の理由は、**常に苦労せずに快適な状況を手に入れたいという人間の習性のため**です。痛みや不快感から解放されるには、自然の法則からすれば、その根本原因を取り除かない限り、問題解決にはなりませんが、たいていの人は、その根本原因を取り除くような努力をするのではなく、原因の結果である不快な症状がすぐに消える薬や手術などによる方法を選択したがります。

特にその根本原因が、自ら選択し、長年の間行なってきた誤った食事や生活習慣にあるときは、それを改めるような努力はしたがりません。生活習慣を変えることは苦痛だからです。そうした患者の需要に応えているのが、今日の医療なのです。

●超健康のための「七大要素」

ナチュラル・ハイジーンでは、健康と病気について、次のように定義しています。

「健康とは、体の組織や機関のすべてのバランスが保たれ、その機能がノーマルに行なわれており、ただ病気の症状がないだけではなく、精力的でエネルギーに満ちあふれ、完全にフィットしている状態をいう。一方病気とは、体がノーマルに機能していくのを妨げるような原因を続けていたために、そのバランスが失われ、体が正しく機能していない状態をいう」
私たちが子供だった頃は、贅肉は一つもついておらず、エネルギーに満ちあふれていました。毎朝、自然に目覚め、前日の疲れは完全に払拭されていて、これから始まる一日に期待で胸を膨らませながら、ベッドから飛び起きたことでしょう。太陽の光を浴び、一日中跳ねまわり、お腹の底から笑い、生きていることの喜びを全身で感じていたに違いありません。これは体が完全にノーマルに機能している状態です。

人生の折り返し点を過ぎると、たいていの人はお腹や二の腕、太ももに贅肉がつき、朝は起きづらく、心身ともにいつも疲れを感じていることでしょう。

第1章で見てきたように、九〇％以上の人は、いろいろな病気や不快な症状を抱えています。どんな症状であれ、これは体の機能がノーマルな状態ではないことを示しているのです。

体のバランスは、体の内外（特に体の内側）を清潔に保つことによってノーマルな状態に維持されています。体を常にノーマルに維持していくためには、次ページの「七大要素」に従い、ホモサピエンスとしての人間の体にふさわしい食事とライフスタイルを心がける必要があります。

（図2）　超健康《スーパーヘルス》のための「七大要素」

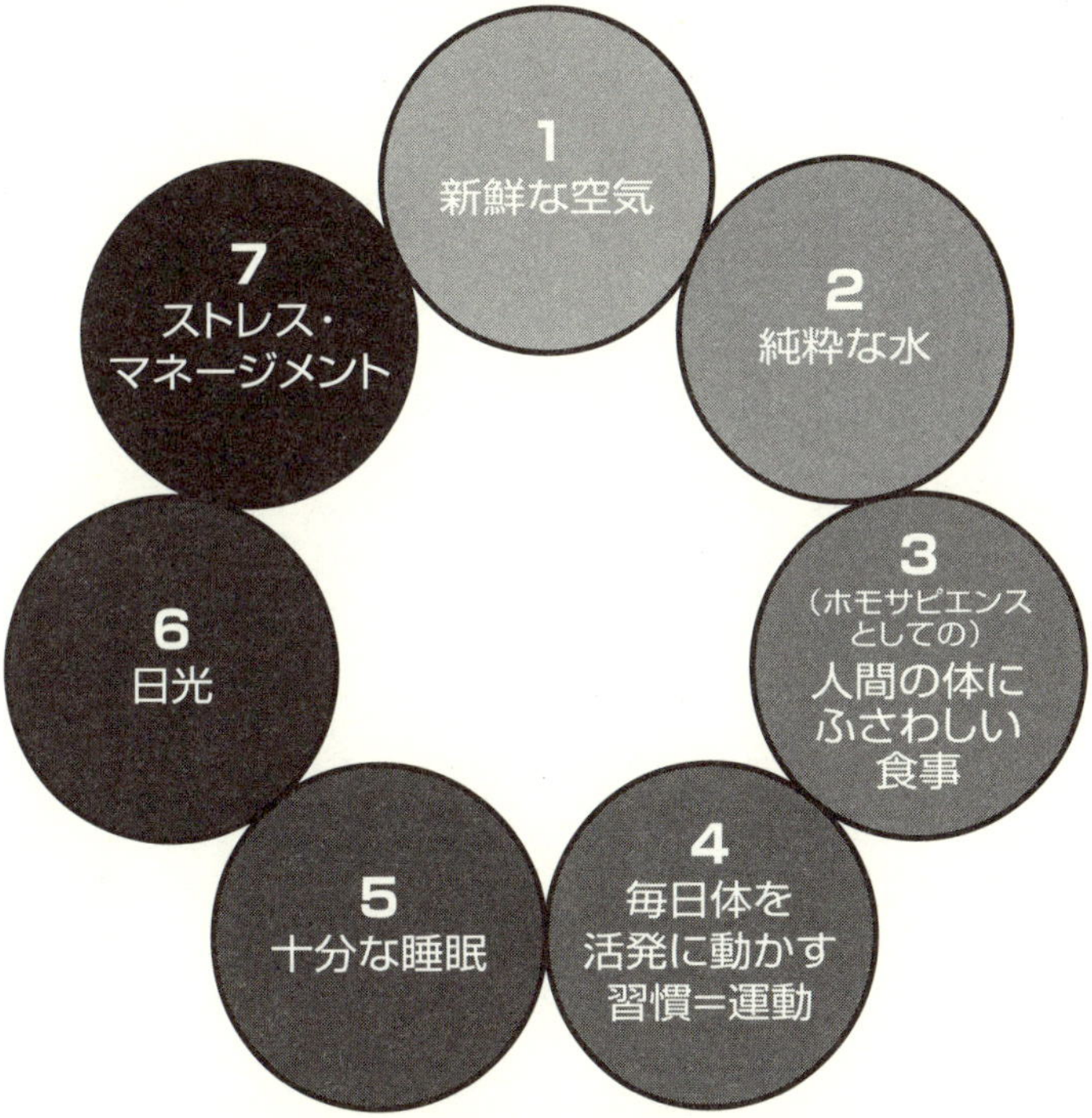

健康は一つの大きな車輪のようなものです。どれか一つが欠けていても、なめらかに回転せず、うまく機能していくことはできません。食事以外の要素にも十分気をつけることが大切です。

これらが正しく守られている限り、体は清潔に保たれ、ノーマルなバランスが維持されます。逆に食習慣やライフスタイルが誤っていると、体の中が有害物質で汚染され、体を構成しているたくさんの細胞が傷ついてしまうため、組織のバランスが崩れ、機能が低下してさまざまな異常が現われてくるのです。

「七大要素」のうちで、私たちの健康に最もインパクトを与えているのが**食事**と**睡眠**、**運動**、**ストレス・マネージメント**です。

これについては第3章で触れます。なお、空気や水は食べ物よりも重要な生命の必需品で、私たちは意識しなくても空気や水を取り込んでいますが、環境汚染が進む文明社会に住む私たちは、**新鮮な空気**と**純粋な水**の摂取を心がけねばなりません。

有害物質は体内において、次の二つの方法で作られていきます。一つは、毎日三〇〇〇億から八〇〇〇億個もの細胞の入れ替えという新陳代謝の副産物から作られ、もう一つは、体が外から取り込んだものから作られます。

それには食べ物として取り込んだものの、栄養として利用できないものや、環境汚染物質（放射線、タバコの煙、ダイオキシン、ＰＣＢ、ＤＤＴほかの農薬、水銀ほかの重金属、アスベストほかの化学物質）、薬などがあります。

（図3）　体内環境と健康の関係

体内環境が
清潔な状態
体内環境が
汚染された状態
健康
病気

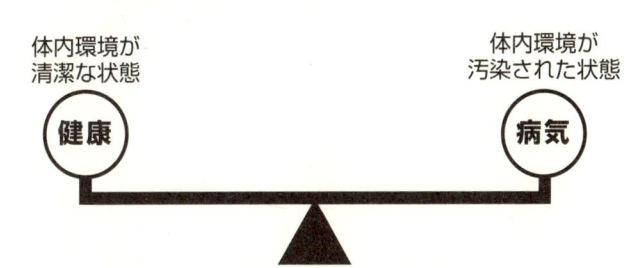

体内の状態が常に清潔ならば健康を維持していくことができますが、汚染されると病気へと傾きます。

体はこれらの物質が作られるスピードと排泄されるスピードとのバランスを保つことによって、健康を維持しています。排泄が遅れ体内汚染がひどくなると、このバランスは失われます（図3参照）。

中年を過ぎてからでも、これらの「七大要素」をきちんと与え、健康維持の妨げとなっているものを取り除いていけば、体の中が浄化され、子供の頃のようなスリムな体型と元気なエネルギーを取り戻すことが可能となります。

この教えに従えば、面倒なカロリー計算などしなくても、驚くほど早くスリムな体に変身し、生涯その体型を保っていけるようになり、同時に機能不全によるさまざまな不快な症状も改善されていきます。エネルギーを豊富に作り出し、それを浪費せずに一日中全身に満ちあふれさせておく方法もわかるようになります。

すなわち、**「健康とは、健康に必要な要素を体に与えるという、自らの責任で行なう健康的な生活の結果である」**というのがナチュラル・ハイジーンの教えです。別の言い方をすれば、「ヘルスケア・イズ・セルフケア（健康管理とは自らが行なうケアのことである）」ということになります。

●急性病が慢性病に至る過程

病気には急性病と慢性病の二種類があります。すべての病気は急性病から始まります。これは体が有害物質で汚染され、バランスを失ったときに、体が引き起こす**緊急のクレンジング（浄化）のプロセス**です。

通常私たちの体は有害な老廃物を、大腸や腎臓、肺、皮膚などの排泄器官から絶えず排泄させることで、体内を清潔に保ち、健康を維持しています。しかし、これらの有害物質が排泄される割合よりも、作られるほうが多くなり、体内にたまってくると、体は排泄を急ごうとするために、体内の大掃除を始めます。

これはもともと体に備わっている生命維持のためのメカニズムです。その最も代表的なものが**「風邪」**と呼ばれるものです。

風邪に伴う咳、くしゃみ、痰、発熱、全身の痛み、吐き気や嘔吐、下痢、不快感といった症状は、体がベストコンディションを取り戻すために、緊急手段を使って毒素を排泄させ、軌道修正を行なっているというサインです。

全身がだるく、エネルギーがなくなり、何もしたくなくなるのは、「全エネルギーを体の大掃除のために集中させているので、しばらくの間、ほかのことはお休みしてください」というサインなのです。

急性病というハウスクリーニング（体の浄化）をしっかりとやり遂げないと、排泄に失敗した毒素が体の機能を妨げるようになります。これが慢性病と呼ばれるものです。

これは必ずしもハウスクリーニングを行なう力が十分にないということではありません。むしろ急性の症状を薬で抑えてしまったり、あいかわらず誤った食習慣やライフスタイルのままでいたための悲しい末路なのです。

生命維持のために体に備わっている「浄化のメカニズム」（「病気の症状」と呼ばれるも

の）が無理やり抑えつけられ、毒素が組織を傷つけて機能不全にさせてしまった結果です。心臓病、脳卒中、糖尿病、慢性関節リウマチ、腎・肝不全、ガンなどはその典型です。

●病気には必ず原因がある──原因と結果の法則

私たちの体は「自然の法則」の一つである「原因と結果の法則」によって支配されています。

セントポーリアの花を育てるときに、ガーデニングの本で読んだとおり、正しい肥料と適切な水や光を与えれば、美しい可憐な花を咲かせることができます。しかし、トマトの種を蒔《ま》いた畑から、キュウリを収穫することはできません。

これは自然の摂理です。自分の予期しないものができたとしても、それは自らが蒔いた種が原因なのです。もしそれが悪いものであっても、私たちは自分の蒔いた種は刈り取らなければならないのです。

体もそれと同じように、体が健康を維持していくのに必要な「七大要素」（六三ページ参照）を与え、不健康になるようなものを与えなければ、エネルギーに満ちあふれた健康な体を手に入れることができます。たとえ病気の人でも、健康を取り戻すことができます。

しかし、体に与えるものが間違っていると、病気になります。

非常に多くの人が健康や病気に関しても、この「原因と結果の法則」が作用することに気づいていません。それは私たちが学校で、病気は体の外にあるものによって引き起こされる、と教えられているからです。

病気になるのはあなたのせいではない、原因は外から侵入してくるバクテリアやウィルスのせいだ、というのが一般の常識です。バクテリアやウィルスが病気に関与していることは事実ですが、第一の原因としてではありません。

インフルエンザはインフルエンザ・ウィルスによって、また小児麻痺はポリオ・ウィルスによって引き起こされるといわれていますが、これらのウィルスに感染していても発病しない人もいます。ウィルスが流行している地域の人全員が発病しないのは、体の中がウィルスの繁殖する環境にある人とない人とがいるからです。

ナイチンゲールは、勤務していた病院の閉め切った病室の中で天然痘の第一号が発生したとき、それは病院の外からやってきて患者に感染させたわけではなかったといっていますし、病気の細菌説を唱えたパスツールでさえ、晩年は、**「問題は種ではなく土壌にある」**と言って、自分の誤った見解を撤回しています。

●病気の原因はウィルスではない

私たちは「風邪を引く」とか「風邪を移される」とか言いますが、実は風邪は外から引っ張り込むものでも、移されるものでもないのです。体が風邪のウィルスを繁殖できるような環境を作ってしまったため、体自らが緊急に浄化のプロセスを始めただけのことなのです。すなわち病気の第一の原因は、体内環境の汚染、つまり誤った食習慣やライフスタイルの結果、**血液が汚染された状態にある**からなのです。ナチュラル・ハイジーンでは、その状態を**「毒血症」**と称しています。

病気の原因は、バクテリアやウィルスではありません。実のところ流行しているのは、風邪やインフルエンザではなく、これらの病気を引き起こす誤った食事やライフスタイルのほうなのです。みんなが同じような誤った食事やライフスタイルをしているために、同じような病気が流行するのです。

ガンや心臓病同様、風邪やインフルエンザが、生活習慣の誤りから生じることは医学部でも学びません。誤った食習慣とライフスタイルという根本原因を取り除けば、病気を予防できるばかりか、すでになってしまっている病気も治ります。

しかし、病気の症状を取り除くことだけに専念する現代医学では、熱や咳、痰、下痢などを抑えるために薬を使用します。またガンや心臓病のような慢性の病気の場合には、手術によって組織の変性したところを切除してしまいます。

医学による治療では、症状は消せますが、根本原因を取り除くことはしないため、完全に健康を取り戻すことはできません。手術を終えて退院すると、その患者さんは医師から「もうもとの生活に戻っても大丈夫」という許可をもらっているため、再び病気を引き起こした要因である従来の食事やライフスタイルへと戻っていくのです。患者さんのなかには再発を予防するため、生涯薬を処方されている人もいます。

あなたの車のダッシュボード上に、エンジンチェックの赤い表示が点滅しているとき、目障りだからと、その上にテープを貼って隠したり、あるいはボンネットを開けて、その表示が点滅しないように配線を切断して車を運転し続けるでしょうか。根本原因を取り除くことをしないこのようなヘルスケアは、こうした運転と同様の非常に愚かで危険な行為なのです。この愚かな行為を続けていくと、病気はやがて急性病から慢性病へと進行していくことになります。

●ガンに至る「病気の7段階レベル」

どんな病気も、長年の間の不注意なライフスタイルの結果として現われてくるもので、突然襲ってくるものではありません。二〇世紀初めに活躍したナチュラル・ハイジーンの医師ジョン・H・ティルデン医学博士が、病気は第一段階から最後の第七段階（ガン）に至るまで、非常に長い年月をかけて漸進的に進行していくと、その画期的な著書『毒血症が語るもの（Toxemia Explained）』に記しています（七三ページ、図4参照）。

最終段階に至る前であれば、どの段階でも病気の根本原因（誤った食習慣やライフスタイル）が取り除かれると、痛みや苦痛は止まり、病気の進行を止めることができます。この七つの段階とその警告のサインについて精通すれば、あなたは自分の健康を意のままにコントロールすることができるようになり、肥満や病気に苦しむようなことはありません。

病気の原因を取り除かず、不快な症状を抑えるために薬が用いられると、たとえ症状が消え病気が治ったように見えても、病気は進行し続け、容赦なく次の段階へと進んでいくこと

（図4）　病気の7段階レベル

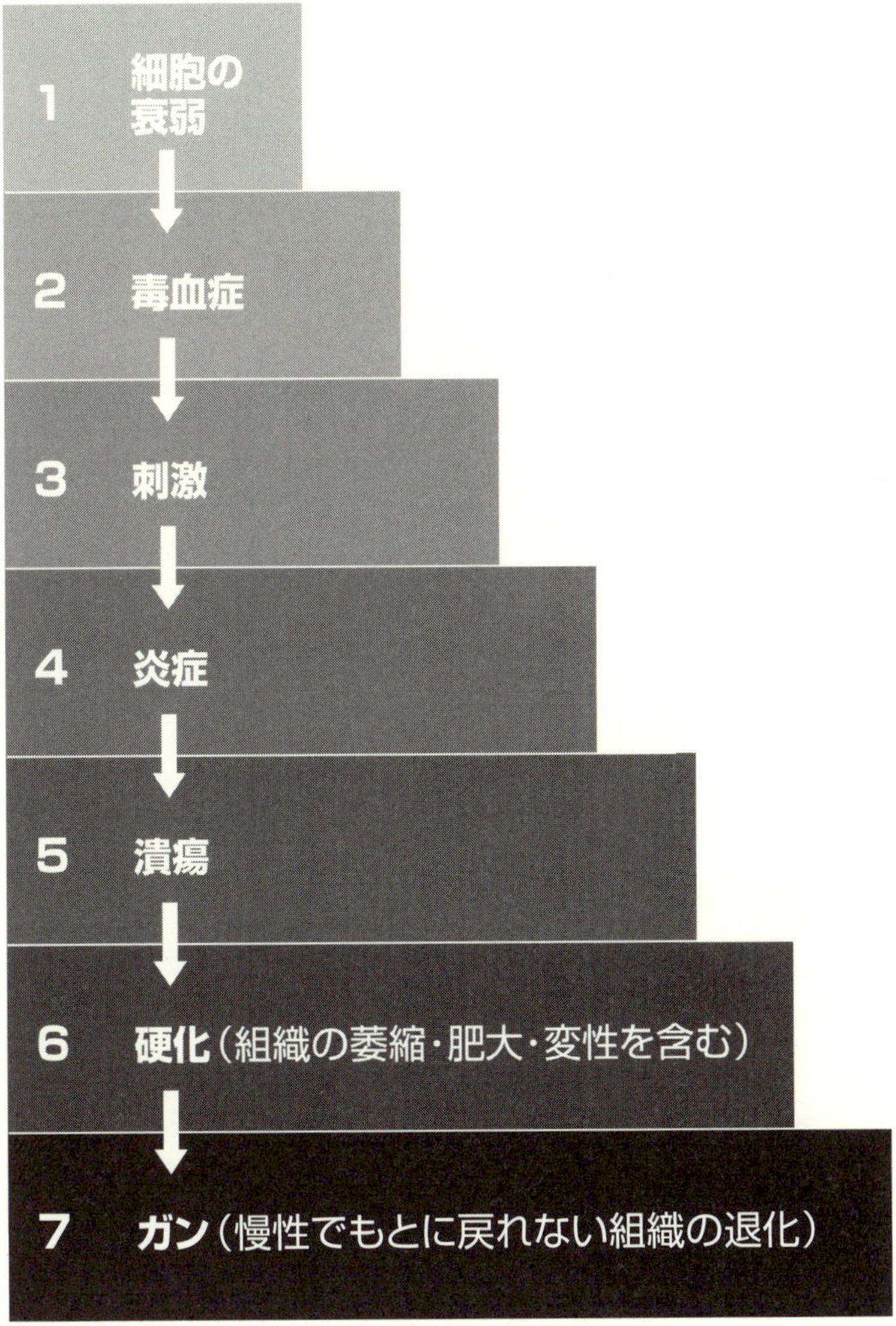

になります。

①【細胞の衰弱】

病気はまず**「細胞の衰弱」**から始まります。体のエネルギーが低下してしまうと、体はノーマルな作業をすることができなくなります。**衰弱の最大の要因は睡眠不足**です。詳細は一三〇ページでお話しますが、睡眠が不足すると、神経エネルギー（体のすべての機能をコントロールしている脳のエネルギー）が十分作られなくなるため、体は食べ物の消化や代謝作用の機能が低下し、食欲不振や疲労を感じるようになります。

老廃物の排泄、血液循環などが円滑に行なわれなくなるため、有害物質が排泄されるよりも、作られるスピードのほうが速くなってしまいます。これらの老廃物が円滑に捨てられないと、毒素となって体内に堆積し、病気は次の段階へと進展していきます。

②【毒血症】

排泄し切れなかった有害物質（毒素）が、血液やリンパ、そして組織の中で飽和状態になっています。この状態を**「毒血症」**と呼びます。

毒血症（または自家中毒）では、腸が便秘のために有害物質で飽和状態になっているばかりか、腺、細胞と細胞の間、血液循環やリンパ組織の中など、全身が毒素の飽和状態になっています。そのためナチュラル・ハイジーンでは、毒血症を**「細胞の便秘」**とも呼びます。

私たちの体はおよそ六〇兆個の細胞からできています。この細胞はそれぞれ生きていて、酸素や栄養を取り入れ、エネルギーを製造したり、いろいろな組織を構成し生命機能を全うしています。

この細胞を取り囲んでいる体液が老廃物で飽和状態になってしまうと、細胞は酸素や栄養を取り入れることができなくなるばかりか、細胞の中の老廃物を外へ運び出してもらうこともできなくなります。細胞は老化し、突然変異を起こしたり、正しく働くことができなくなり、やがて死んでいきます。

このような細胞で構成された組織には異変が生じてきます。超健康《スーパーヘルス》をめざすには、私たちは細胞が浸されている体液を絶えず清潔に保っておく必要があるのです。

アレキシス・カレル博士は鶏の心臓から取り出した細胞を、アルカリ性の溶液に浸して保存し、毎日その液を新しいものに取り替え続けることによって、その溶液を取り替えるのをやめるまでの二八年間、心臓の細胞を生き続けさせたという実験を行なっています。(＊12)

私たちの体液は弱アルカリ性です。動物性食品や穀物、加工食品などの酸性形成食品が中心の食事では、体液は酸性に傾くばかりか、その有害な代謝副産物が体液を汚染させ、毒血症を引き起こし、細胞を便秘状態にさせてしまうのです。細胞の便秘が続いていると、次の段階に移行します。

③【刺激】

有害な物質（毒素）で細胞が**「刺激」**を受けていることを、体の入り組んだ神経ネットワークが察知する状況です。

症状としては、かゆみ、ニキビ、むかつき、頭痛、軽度の湿疹、乾いた咳、口臭・体臭の悪臭、頻尿、便秘や下痢、尿や便の悪臭、体重の増加、顔色の悪さ、目の下のクマ、過敏症（かぶれや花粉症など）、落ち着きのなさ、ヒステリー、不定愁訴、不安、生理痛、ＰＭＳ（月経前緊張症）などがあるかもしれませんが、この段階では本人は異常だとは全く感じていません。

実は排泄されない毒素が体を打ちのめしていることを、このような症状で体の持ち主に警告しているのですが、本人はそれに気づかず、「不快な症状」を受け入れて暮らしています。

かゆみや湿疹などの肌のトラブルは、四〇億もある毛穴から毒素が排泄されているため、それが刺激を引き起こしているのです。衰弱、毒血症、刺激による影響がかなり長い間無視されていると、体はますます増え続ける一方の毒素に対応するため、強硬な手段をとることになります。

④【炎症】

体は溜まりすぎた毒素を一掃するために、大掃除を始めます。これは体が恒常性を保つために、自ら行なう「クレンジング（浄化）とヒーリング（治癒）のプロセス」なのです。

この段階になると、誰もが体にトラブルが発生していることに気づきます。熱や痛み、不快や苦痛の症状が出てくるからです。

このとき医者に行くと、副鼻腔炎、咽頭炎、中耳炎、扁桃腺炎、大腸炎、皮膚炎などというように、語尾に「炎」のついた病名で診断されます。鼻や喉、耳、扁桃腺、大腸、皮膚が**「炎症」**を起こしているからです。

副鼻腔炎や咽頭炎とは、いわゆる「風邪」のことで、鼻や喉を通して、有害物質の排泄を行なっているサインです。扁桃腺炎は扁桃腺（リンパ節の一つ）が、解毒作業を行なっているというサインです。

これらの部分が炎症を起こしているのは、体が溜め込んでいる毒素を大掛かりに排泄しようとしてそこに集めたため、毒素によって組織が絶えず刺激されているからです。

〈発熱の原理〉

発熱は毒素の排泄を加速させるために体が意図的に起こしているもので、体の体温調節器官によって生命を脅かさないようにコントロールされています。

熱自体は決して体を傷つけるものではありませんが、このとき薬を与えると、体にとっては異物である薬が引き起こす副作用と、体の中に溜め込まれている毒素との相乗的な作用が、体を傷つける恐れがあります（発熱に関しては、拙著『子供たちは何を食べればいいのか』（小社刊）にくわしく記しています）。

痛みや苦痛は、体がその持ち主に対して発信する天然の警報装置です。不快を引き起こした原因は何か、痛みや苦痛が生じる前にしていた行ないとの関係を考えさせ、悪い原因を取り除き健康回復にふさわしいことをするように、という体からの警告のサインなのです。

体が懸命に排泄作業を行なっているとき、ナチュラル・ハイジーンでは、**食事をとらず、水だけを飲み、静かに休養**するよう教えています。

病気は体内に排泄されない老廃物が溜め込まれている結果であり、これを改善するべストの方法は、唯一食べ物の摂取をやめることだからです。

そうすれば、これ以上の老廃物を増やすことはなく、同時に消化に使わなくてもすむエネルギーを、リンパ管や肝臓、細胞と細胞の間などに溜め込まれている老廃物のクレンジングと、傷ついた組織のヒーリングに振り向けてあげることができます。

自然界の動物たちは、みんなそれを知っていて、病気になると水以外のものは口にせず、静かに体を横たえています。これは先に述べた「生命の法則」の一つなのです。

〈現代医学の致命的欠陥〉

急性の病気の場合、たいてい、二〜三日水だけをとるファスティング（断食）をすれば、完全に治ります。

慢性の病気の改善にも、ファスティングは特に効果的で、ナチュラル・ハイジーンの医師たちが採用しています。この場合は最低一〜二週間のファスティングが必要です

（八六ページ参照）。

症状に注目する現代医学のアプローチでは、症状をなくすための処置をします。症状は消えますが、病気の根本原因（誤った食事やライフスタイル）は無視され、それによってもたらされた毒素の排泄に失敗してしまいます。

風邪を引いたとき、体は咳や鼻水、痰の形で積極的に毒素を排泄させているのですが、薬はそれを止めてしまうのです。毒素は組織の中にしまい込まれ、体は毒に対して次第に耐性をつけていくようになります。

「生命の法則」を知らない人たちは、「症状が消えた＝治った」と解釈します。このとき体は、毒素のほかに、体にとっては完全に異物である「薬」という有毒物質の重荷を背負い込むことになります。

さらに誤った食事やライフスタイルから、毎日有害な物質が体内に増えていきます。そこで常にベストのコンディションを保とうとする体は、折を見てまた排泄を試みます。

次に排泄を試みるときには、排泄させなければならない毒素の量が増えているため、現われる症状は前回よりももっと重症で、不快な期間も長くなります。風邪を引くたびに症状を薬で抑えていると、やがて、インフルエンザや気管支炎、肺炎、盲腸炎、腎臓炎、肝炎など重症のものへと発展していきます。薬の副作用による悪循環という、現代西洋医療の最大の欠陥がこれです。

〈体はすべてつながっている〉

盲腸炎は全身が毒素の飽和状態になっていることを意味しています。盲腸は解毒器官の一つなのです。腎臓炎も肝炎も全身が病んでいる証拠です。腎臓や肝臓から毒素の排泄を行なっているのです。

特に肝臓は、毒や有害な微生物を破壊する偉大な解毒器官です。盲腸や肝臓、腎臓などの器官で毒物代謝が行なわれなくなると、全身に障害が及びます。

また心臓発作や脳梗塞も、体にふさわしくない食事や喫煙、ストレスなどが原因で引き起こされる血管の炎症が原因であることが、最近の研究から明らかにされています。(*13)

高脂肪、高タンパクの動物性食品や精製された炭水化物のような体にふさわしくない食品の過剰摂取は、その代謝副産物が心臓や脳の血管を傷つけ、炎症を起こしてしまうのです。

高血圧も血液の流れに乱れを引き起こして血管を傷つけ、炎症を生じさせていきます。体はカルシウムやコレステロールを動員して、傷の修復をしますが、このとき活性酸素が過剰に生じるような食生活をしている人の体内では、コレステロールが酸化されやすく、動脈硬化を引き起こしたり、血液が凝固して血栓（血の塊）を作ってしまうのです。これが心臓発作や脳梗塞を引き起こすことになるのです。

歯垢に付着するバクテリアも血小板を凝固させ、血栓を形成しますし、ストレスもまた、心臓の規則正しいリズムを乱し、血液がよどみ、血栓をできやすくしてしまいます。

したがって、私たちは、どんな病気も、**問題はその症状の出ている部分だけではない**ということを知る必要があります。

体は全身のすべての組織や器官と連動しており、常に統一性を保って機能しているのです。現代医学の力で健康を完全に取り戻せないというのは、この点を見落としているからです。古い解剖学理論に基づいて、病気を症状の出ている部分だけしか見ないように指導するのは、もうやめるべきです。

今から四五〇年以上も前に、スイスの医師パラケルスス（一四九三〜一五四一）は、次のように警告しています。

「人間について知ろうとする医師は、体を（寄せ集められた）部品としてではなく、統一体として見なければならない。もし人間の体の一部が病気になっていることを見つけたら、医師は、単に外側に現われている症状を見るだけではなく、その病気を引き起こした内側の原因を探らなくてはならない」

症状を薬で抑えてしまい、あいかわらず同じライフスタイルを続けていると、炎症はいっそうひどくなり、次の段階へと進行していきます。

⑤【潰瘍】

長期間の毒素の攻撃によって炎症を起こしていた細胞や組織が**「潰瘍」**を形成し、膿《うみ》を持ってただれ、ひどい痛みを伴い、大量の細胞や組織が破壊され、患部に穴があいたりします。

口囲《こうい》潰瘍、胃潰瘍、十二指腸潰瘍などがその典型です。体は毒素を取り除くために、排泄口として潰瘍を利用しているのです。この段階になってさえ、食事やライフスタイルが改善されないと、体はあいている傷口をふさぐステージへと進展していきます。

⑥【硬化（組織の萎縮・肥大・変性を含む）】

体は毒が周囲に広がっていかないようにするため、潰瘍ができている組織の周りに硬い壁を作ります（**硬化**）。これは体の防衛メカニズムなのです。医学では**「腫瘍」**と診断される段階です。

組織が傷つき、臓器の退化が進みます。脳腫瘍、子宮筋腫、卵巣膿腫、乳腺腫、神経腫、ポリープ、壊疽《えそ》、肝硬変、動脈硬化、狭心症、心筋梗塞、脳梗塞などはその典型です。

動脈硬化が心臓の動脈に生じると心臓病を引き起こし、脳の動脈に生じると脳卒中を引き起こすことは知られていますが、目の黄斑の退化、難聴、腰痛（退行性椎間板障害）、間欠性跛行《はこう》、腎臓障害、そしてインポテンツなども、動脈硬化の結果であることはあまり知られていません。(＊14)

老化現象として片付けられてしまうこれら中年以降の人々特有の悩みも、もとはといえば、「風邪」と呼ばれる体のクレンジング（毒素の緊急排泄、浄化）の失敗から始まっているのです。

臓器の機能不全（心不全、腎不全、肺結核など）、内分泌腺の機能不全（ホルモンシステムの崩壊――甲状腺異常や脱毛症等）なども「組織の硬化」と考えることができます。

筋委縮や心臓委縮、目の委縮（視力低下）、白斑（皮膚に傷）、シワなどの組織の委縮は、筋肉の硬化によるものです。また、前立腺肥大、先端巨大症などの組織の肥大（細胞の増殖）も、この段階にあたります。

この状態が改善されず、毒がさらに増え続けると、組織の変性が生じます。ブライト病や慢性関節リウマチ（皮膚結核）、狼瘡《ろうそう》、肝硬変、白内障などは、その典型です。また、ガンと診断される非常に多くのものも、実はこの段階にあります。

この段階でも、食事とライフスタイルの転換を徹底的に行なえば、改善していくことは可能ですが、これまでの食事やライフスタイルを続けていると、体は細胞をコントロールすることができない状況へと進展してしまいます。それは病気の最終段階です。

⑦【ガン（慢性でもとに戻れない組織の退化）】

何十年にもわたって展開してきた病気の最終地点が**「ガン」**です。

ガンは数年のうちに形成されるようなものではありません。長年にわたって溜め込まれていた毒素のため、細胞の遺伝子コードが変えられてしまい、脳がコントロールできないために、でたらめな増殖を繰り返し、正常細胞としての働きができない発狂した細胞（ガン細胞）が、体の組織を攻撃していくことになるのです。

この段階に達する前に、体はその持ち主に、何度となく異常を知らせる警告のサインを送っているのです。

私たちの病気は「風邪」のような単純なものから始まり、さまざまな病気の形態をとりながら、組織を傷つけ、細胞の遺伝子を狂わせてしまうガンへと至るのです。「風邪は万病のもと」という格言は深い意味を持っていたのです。

〈ファスティングの効能〉

ファスティング（断食）は、ピタゴラスやヒポクラテスたちも、病人を治すときに使っていた手段です。ファスティングは、消化器官の活動を完全に休ませることによって、人間の体に本来備わっている自然治癒のメカニズムを最も強力に発揮できるチャンスを体に与えてあげられる、すばらしいヒーリングのアプローチです。

その根本にある理論は、「健康とヒーリングは自然のプロセスである」というものです。

この考え方は、ハイテクの医療技術や放射線療法、遺伝子工学を利用した特効薬などを用いる現代医学では歓迎されませんが、この方法に大きな効果があることは、古くから経験的に知られていたことです。

最近ではファスティングには減量効果をはじめとして、血圧、血糖値、コレステロール値などを劇的に改善する効果があることを、大規模な研究が科学的に証明しています。(*15)

高血圧患者の場合、その効果は二週間のファスティングでは降圧剤の二・一倍、塩分制限の二・三倍と、どんなアプローチよりも強力で、最高血圧が一八〇以上の場合でも、二週間で正常値にまで改善できるといいます。(*16)

今日流行病と化している肥満や心臓病、高血圧、糖尿病、ガンといったいわゆる生活習慣病は完全に飽食の時代がもたらす栄養過多が原因です。

脂肪やタンパク質(特に動物性)、精製された炭水化物(白米、白いパン、砂糖等)など、誤った種類の食べ物の過剰が、これらの病気を引き起こしているのです。そのため、これらの生活習慣病を改善するには、「ファスティング」という昔ながらのヒーリング・プロセスは、非常に理にかなっています。

最近日本でも健康志向型の人々の間で、断食に関心が集まりつつあるようですが、日本で行なわれているものは、ナチュラル・ハイジーンのすすめるファスティングとは、やや趣が異なります。ナチュラル・ハイジーンのファスティングは完全に水だけによるもので、ジュースや味噌汁、梅干し、お茶などを用いるようなことはしません。

私たちの体は、ある一定期間食物を口にしなくても正しく機能していくメカニズムが備わっているため、ファスティングを行なうときには、水以外のものは何も取り込まないほうがずっと効率良く体内浄化とヒーリングを行なえるからです。

一〜二週間のファスティングは、専門の医師の指導の下で行なう限り、決して危険ではありません。飢餓状態になるのは、相当長い期間のファスティングを行なったあとです。

私たちの大昔の祖先たちは、食べ物が手に入るときと入らないときとがあり、入らないときには、何日間も水だけのファスティングをしていけるような体の構造を与えられていたのです。そのメカニズムは現代人にも受け継がれてきていますが、飽食の時代にあるため、その機能を発揮させるチャンスがないのです。

人間の活動で最もエネルギーを消費する消化器官の働きを休めてあげると、大量に節約されたエネルギーが体の浄化とヒーリングに向けられるため、老廃物が積極的に排泄され、余分な体重、脂肪、コレステロールが捨てられていくのです。そうしたうえで、傷ついた組織が修復され、失ったバランスが取り戻され、体のすべての機能が改善されていくのです。

筋腫や腫瘍は、栄養として利用できる部分は使い、使えない部分は排泄されていくため、なくなっていきます。

ただし、普段は好きな物を食べていても、週末に半日から一日だけのショート・ファスティング（日本では「プチ断食」と呼ばれるもの）をすれば、体はクレンジングができ体重増加は抑えられる、という理論はナチュラル・ハイジーンの範疇ではありません。

このような短期間のファスティングでは、体は組織の中に長年の間溜め込まれている有害な毒素を排泄することができないばかりか、組織の修復やリニューアルをすることもできないからです。

しかも、ファスティングのあとは何を食べてもいい、ということでは、食制限の反動から体を詰まらせるようなものをたらふく食べて、体重の増加や体内汚染を繰り返す傾向があります。こうした悪循環を招くようなやり方では、慢性病を改善したり、ましてや超健康《スーパーヘルス》を手に入れることはできません。

ナチュラル・ハイジーンのすすめるファスティングのプログラムでは、ファスティング終了後、「一日目は新鮮な生の果物のジュース、二日目は果物や野菜を摂取、三日目以降は果物や野菜が豊富で低脂肪の食事と未精製のプラントベースの食事」をとることにより、ファスティング後も常に体を汚染させないようにすることが考慮されています。

（注）「ファスティング」を監督してくれる医師については、左記の国際ナチュラル・ハイジーン医師会にお尋ねください。

◎IAHP（International Association of Hygienic Physicians）
（住所）4620 Euclid Blvd.Youngstown, OH 44512 U.S.A.
（TEL）1-330-788-0526
（FAX）1-330-788-0093
（Eメール）mhuberman@zoominternet.net
（ウェブサイト）www.iahp.net

第3章
「50代からの超健康革命」はどのようにしてなされるか

教育とは、「自然の法則」にくわしい識者の教えである。

トーマス・ヘンリー・ハクスレー（英国の生物学者）

●食事とライフスタイルの誤り

浴槽からお湯があふれ出しているとき、あなたならどうするでしょうか。お湯の元栓を止めるでしょうか、それとも外にあふれ出したお湯を必死にモップで拭うでしょうか。

前者はナチュラル・ハイジーンのアプローチで、後者は現代医学のアプローチです。病気を予防・改善するための究極の戦略は、皆さんが持っている健康と病気に関するパラダイム（考え方）を転換することです。

普通の人が考えているレベルの健康よりもずっとハイクオリティーの超健康《スーパーヘルス》を手に入れ、常に維持していくためのナチュラル・ハイジーンの原則は、第一に病気の根本原因、すなわち**誤った食事とライフスタイルを除く**こと、第二に病気になったときは、**薬やほかの治療が必要だという考え方を改める**ことです。

私たちは次の二つの点で、誤った食事をしています。まず果物と野菜の絶対的な不足、そして動物性食品と精製・加工食品のとりすぎです。

ホモサピエンスとしての私たちの体にとって最もふさわしい食事、それは**果物や野菜が豊富な自然丸ごとの精製加工されていないプラントフード（植物性食品）**です。

なぜなら私たちは、消化器官の機能・構造上、食事の五〇％は果物、四〇％は緑の草や葉、五％が根菜類、三～四％が動物性食品（シロアリ、アリなど）というチンパンジーと同じ果食動物に属しているからです。

ところが私たちは、摂取カロリーの大半を白く精製された穀物（白米や白いパン、白い小麦粉製品）や、砂糖ほかの甘味料、アルコール、摘出された植物油、塩などの高度に加工された食品（総カロリーの六五・九％）と、動物性食品（同じく二〇・四％）からとっており、果物（木の実、種子類を含む）や野菜の摂取量は総カロリーのわずか五・九％にすぎません[＊17]（九四ページ、図5参照）。

私たちの体は、動物性食品や高度に精製された炭水化物食品を、体に何の害も与えずにうまく消化・吸収・利用するような構造には作られていません。

今日私たちの九〇％以上がガンや心臓病、脳卒中ほか予防可能な病気で亡くなっていくのは「生命の法則」に違反しているからなのです。

未精製・未加工のプラントフードの摂取量が少ないことが、こうした悲惨な統計値の大きな原因であることは、いくら強調しても、しすぎるようなことはありません。

（図5）　私たちが食べている食べ物の割合

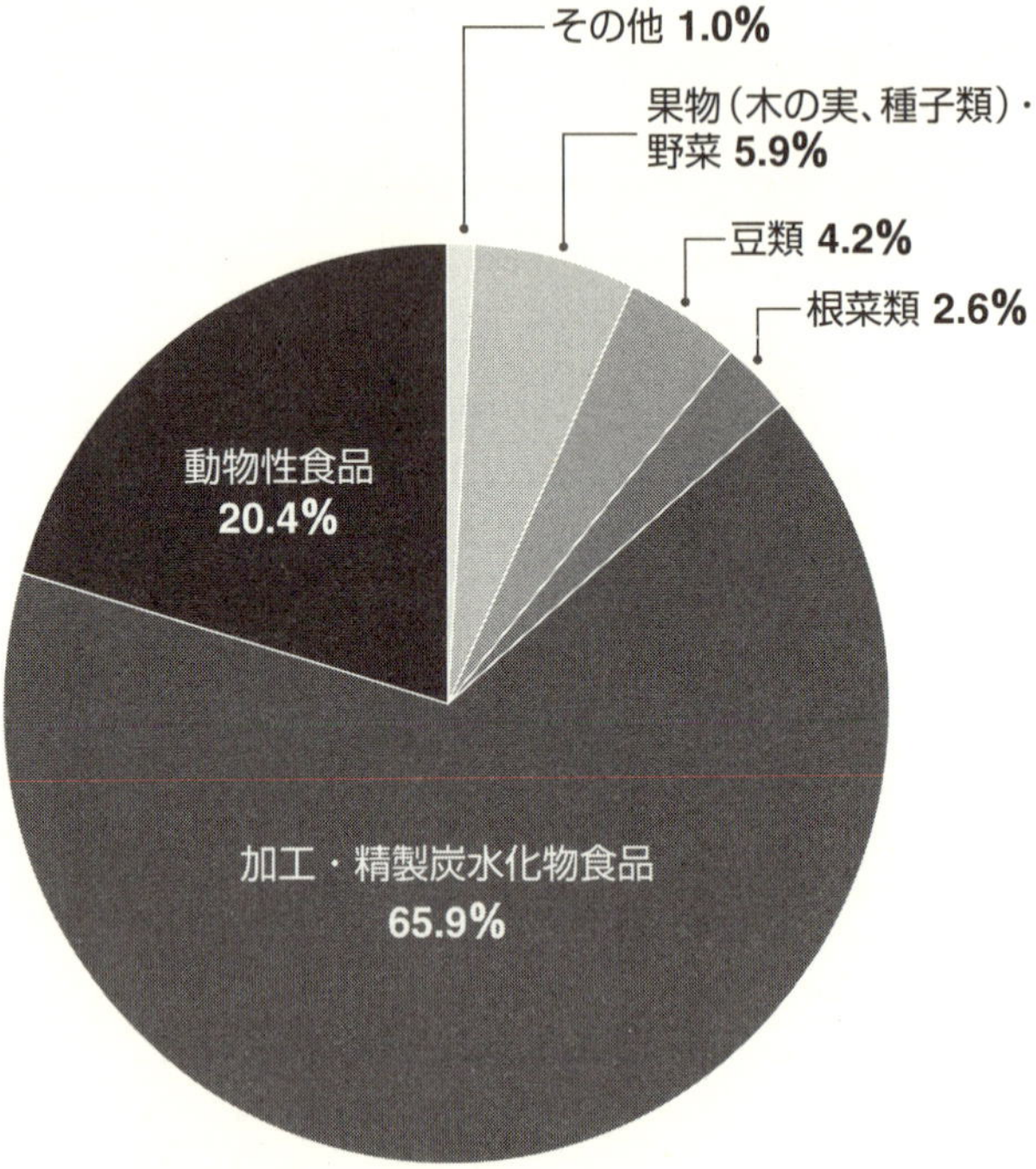

資料：FAO国連食糧農業機関
「日本人の食事バランスシート」
2001年度より。

●世界とアメリカは、今こうなっている

今日世界中で行なわれている四五〇〇あまりの研究が、これらの食品の摂取量が多い地域では、ガンや心臓病、脳梗塞、糖尿病、骨粗鬆症《こつそしょうしょう》、腎・肝臓障害、関節炎、肥満などが多発しており、摂取カロリーの七五％以上が果物や野菜、未精製・未加工のプラントフードによってとられている国々では、これらの病気や肥満が少ないことを示しています(＊18)。

このためここ数年、世界の栄養と健康のエキスパートたちや健康関連機関は、従来の「低脂肪、減塩、アルコールの摂取量を減らす」といったアプローチでは、これらの病気を予防・改善するには不十分で、果物と野菜を中心とした未精製のプラントフードの食事への思い切った転換が重要であることを、世界中に呼びかけています。

国が豊かになると、世界中どこでも、従来のプラントフード中心の食事から、欧米先進諸国型の動物性食品・精製加工食品中心の食事へと変わり、それに比例して、先にあげた病気の発病率も増加しているからです。

このため、ＷＨＯ（世界保健機関）は二〇〇三年四月、「食事と肥満やこれらの病気予防に関するレポート」を発表し、世界中の人々に果物や野菜が豊富で飽和脂肪や砂糖、塩が少

ない食事にするよう警告しています。

また、アメリカ国立がん研究所は、スーパーに並ぶ果物に、「果物や野菜を豊富に含む食事は、あるタイプのガンや慢性病になるリスクを減らします」というシールを貼るよう指導しています。

一九九七年一〇月に米国がん研究財団と世界がん研究基金が発表した「がん予防一四か条」や、一九九八年の第一回冠動脈病排除と予防会議のレポートばかりか、二〇〇〇年度の米国政府の食事指針（『フード・ピラミッド』改訂版）までが、果物と野菜が豊富で、未精製の炭水化物や豆類からなるプラントベースの食事を強調しています。

米国心臓病協会も、これまでのような「脂肪摂取量を食事の〇〇％に」というアプローチから、「豊富な果物・野菜からなるバラエティーに富んだヘルシーな食事をすること」へとシフトを転換しています。

アメリカ国立がん研究所などは「5《ファイブ・》　A《ア・》　DAY《デイ》」（一日最低果物二皿と野菜三皿を）どころか、大人の場合は「9《ナイン》〜10《テン・》　A《ア・》　DAY《デイ》」（果物四皿、野菜五〜六皿）を強調しています。

●沖縄県人の長寿の真相

今日世界で最も健康と長寿者が多いといわれる沖縄で、二五年間にわたり一〇〇歳以上の人々の食事と健康について調査した「沖縄プログラム（The Okinawa Program）」をご存知でしょうか。

老人学のエキスパートらがまとめたこの調査によると、彼らの長寿の秘訣は決して一般に信じられているような豚肉の摂取にあるのではなく、新鮮なプラントフードをたっぷり摂取する「10《テン》～17《セブンティーン》 A《ア》 DAY《デイ》」にあることを証明しています。

一〇〇歳以上の高齢者の場合、豚肉は特別の日のご馳走であり、決して毎日の食事の定番ではありませんでした。普段は新鮮な果物と野菜、イモ類、全穀類、豆類、海藻から、抗酸化力の強いファイトケミカル（病気から体を守る化学物質）、ビタミンやミネラル、食物繊維を豊富にとり、**低脂肪、低塩の食事**をしていたのです。

しかし戦後長いことアメリカの統治下にあったために、アメリカのSAD（Standard American Diet＝「標準的なアメリカの食事」の略で、栄養的に嘆かわしいほどひどい食事の意）の影響を本土よりも早くから受けてきた沖縄では、戦後生まれの人々の間に異変が起きています。

肥満や糖尿病、心臓病など、欧米型の病気が急増しているのです。その結果、沖縄の男性の平均寿命は、かつての日本一の座から二六位に転落しています。戦後生まれの人々の食事は高齢者のそれと異なり、果物や野菜よりも、肉や牛乳、チーズのほうが多いのです。

欧米の栄養と健康のエキスパートらや健康機関はいずれも、果物と野菜、未精製・未加工の食事中心になれば、不健康な食品（高脂肪、高コレステロール、高タンパク質、白く精製された砂糖や穀類のエンプティーカロリー食品＝自然丸ごとの食べ物にだけ含まれる栄養がほとんど含まれていない食品）の摂取量はおのずと減少することに注目しています。

日本は栄養学の分野ではアメリカから二〇年は遅れているため、政府がすすめる「健康日本21」の食事指針のように、脂肪の摂取量を現状の二六・五％から二五％へ、果物の摂取量を一一七・四gから二〇〇gへ、野菜を二八二gから三五〇g以上へ、塩を一三・五gから一〇gへ、といった程度のアドバイスに従っていたのでは、とても超健康《スーパーヘルス》をきわめることはできません。

私たちはカロリーの大部分を果物や野菜、木の実や種子類、未精製の穀類、豆類、イモ類などからとるようにすべきなのです。

「チャイナ・ヘルス・プロジェクト」は病気と食習慣との間の密接な関係について、史上最大規模の調査を中国で行ない、ガン、心臓病、脳卒中、糖尿病、骨粗鬆症などの退行性疾患が欧米諸国で蔓延している原因を徹底的に明らかにし、『ニューヨーク・タイムズ』から「疫学研究のグランプリ」と高く評価された研究です。研究リーダーのコリン・キャンベル博士（コーネル大学栄養科学部教授）は、次のように述べています。

「もし、すべての国が、良質な植物性の食品で構成されたバラエティーに富んだ食事をするようになり、タバコやアルコールの摂取といった心身に有害な習慣や、伝染性の病気を減らすための公衆衛生手段が最善のものになったら、九〇歳以前に病気で早死にする率は、八〇〜九〇％減らすことが可能である[*19]」

●果物と野菜が体に良い「最新の理由」

私たちは、なぜ果物と野菜をもっとたくさん食べなければいけないのでしょうか。それは、これらに豊富に含まれる**ファイトケミカル**のためです。ビタミンやミネラルばかり重視するのはもう古い栄養学です。

ファイトケミカルはビタミンやミネラルよりもずっとパワフルな、植物にだけ含まれる化学物質で、自然界にある植物を強い紫外線、放射線、微生物などによる脅威といった外敵から守っている植物のフレーバーや香り、色素の成分です。

皆さんがよく耳にする、ポリフェノールやベータカロチン、リコピンなどは、ファイトケミカルのほんの一部です。この物質が私たちの体をもまた、さまざまな病気から守ってくれているのです。

私たちの細胞は、食べ物の代謝副産物やタバコの煙、環境汚染物質によって体内に生じる活性酸素の攻撃を毎日一〇万回も受けています。ガンや心臓病、脳卒中、糖尿病、アルツハイマー病などは、これらの攻撃によって細胞組織がダメージを受けることと密接に関係していることが、近年ますますはっきりしてきました。

しかし、果物や野菜の中に豊富に含まれている抗酸化力の非常に強いファイトケミカルが、活性酸素を取り除いたり、そのダメージから細胞を守り、傷ついた細胞の遺伝子（DNA）を修復し、これらの病気にならないように役立ってくれることもわかってきました。

この物質には、形成されてしまったガン細胞の複製や増殖を阻止し、心臓や脳を健康に保ち、記憶力や集中力を改善し、感染症を減らし、免疫力を高め、男性の性機能を改善し、慢性疲労症候群から解放し、アルツハイマー病を予防し、エージング（老化）を遅らせるといった威力があるのです。

色の濃い果物や野菜には特にファイトケミカルが豊富です。

青紫のブルーベリー、ブラックベリー、赤いイチゴやラズベリー、トマト、サクランボ、黄色やオレンジ色のニンジン、ミカン、オレンジ、サツマイモ、カボチャ、緑色のクレソンやケール、ホウレンソウ、ブロッコリー、アボカドなど、色とりどりの自然の食べ物の中には、無数（今日わかっているだけでも約一万種あまり）のファイトケミカルが含まれています。

これらの食べ物にはファイトケミカルが、酵素、食物繊維、ビタミン、ミネラル、太陽エネルギーなどとともに一つのパッケージとなって含まれており、互いに相乗効果を発揮しながら、私たちの細胞を活性酸素から守り、老化予防のために役立っているのです（一〇二ページ、表1参照）。

これらの成分は果物や野菜の中に精密に調和の取れた状態で含まれていて、それを摂取したときに体内で効果が発揮されるため、一部のファイトケミカルだけを抽出したサプリメントで代用しても、病気予防の効果はありません。

（表1）　果物と野菜（各100g中）の ORAC（活性酸素吸収力）老化防止指数

果物		野菜	
ブルーベリー	2400	クレソン	2223
ブラックベリー	2036	ケール	1770
クランベリー	1750	ホウレンソウ（生）	1260
イチゴ	1540	アスパラガス	1241
ラズベリー	1220	芽キャベツ	980
プラム	949	アルファルファ	930
アボカド	782	ブロッコリー	890
オレンジ	750	ビート	840
赤紫のブドウ	739	緑茶	831
チェリー	670	赤ピーマン	731
マンゴー	302	カボチャ	404
赤肉メロン	252	ナス	390
バナナ	221	コーン	402
リンゴ	218	ニンジン	207

※数字は各項目とも「ORAC単位」。
資料：『The Color Code』より。

それどころかベータカロチンのサプリメントは、肺ガン死や心臓病死を増加させてしまいます（＊20）し、リコピンの錠剤では前立腺ガンのリスクを減らすこともできないのです（＊21）。

その理由は自然丸ごとの食べ物の中には、今日まだ発見されていない予防因子（ファイトケミカル）が無数に含まれているからで（＊22）、ベータカロチンやリコピンはその一つにすぎないからです。

●超健康への案内人「ファイトケミカル」

日本人の死因第一位がガンであることは、とりもなおさず、私たちの食べているものに、ファイトケミカルが絶対的に欠けているからです。

毎日果物を食べている人はわずか二九・三％しかいず、しかもその量は、大人の場合、体が最低必要としている量の四分の一でしかありません。

さらに野菜、特に葉緑素に富んだ緑の野菜の摂取量も絶対的に不足しています。日本には毎日サラダをたくさん食べる人はごくわずかしかいません。緑の生野菜はほかのどんな食べ物よりも、ガンの予防効果があることを研究が示しています（＊23）。

ドイツの研究によると、毎日サラダを食べている人は、一日おきにしか食べない人に比べ、乳ガンになるリスクが二分の一ですが、加熱した野菜しか食べない人は乳ガンの予防効果が全くなかったといいます(*24)。

緑のサラダ野菜(三一一ページ参照)は、太陽と大地から受け取った豊富なエネルギー(生体エネルギー、生命力)の運び手です。緑の葉からは太陽のエネルギーを、そして深く地中に伸ばした根からは地球のエネルギーをしっかり吸収し、それを生で食べる私たちに与えてくれるのです。

緑の野菜を加熱すると、酵素(生命力の源)が完全に失われてしまうばかりか、中に含まれるファイトケミカル類(イソチオシアナート、ルテイン、ジアキサンチン、ベータクリプトキサンチンなど)のバイオアベイラビリティー(生物学的利用能)も減少してしまうのです(注)。

ここに、ガン予防のために緑のサラダを豊富にとる意味があるのです。緑の野菜は長寿に最も役立つ食べ物であることも明らかにされています(*25)。

(注) **ファイトケミカルと加熱について**

トマトに含まれるリコピンや、ブロッコリー、芽キャベツ、ケール、小松菜などに含まれるインドールのように、加熱したほうがバイオアベイラビリティーが高まるファイトケミカルもあります。

●ブロッコリーとステーキの栄養差

緑の野菜ほど、カロリーあたりの栄養が豊かな食べ物はありません。びっくりするかもしれませんが、ブロッコリーとステーキを比較すると、ブロッコリーに含まれるタンパク質は肉の二・二倍、カルシウムは六八倍、鉄は一〇倍、マグネシウムは一三倍、ビタミンB類も一〇倍以上、ビタミンAは二一四倍、Eは六〇倍と比較になりません。

ビタミンC、ファイトケミカル、食物繊維といった栄養は、ステーキには全く含まれていません。ステーキにブロッコリーより多く含まれているのは、私たちが取り込みたくない、体を詰まらせるタイプの飽和脂肪だけです。

栄養にはタンパク質や炭水化物、必須脂肪酸のような、食品のカロリーを構成しているマクロ栄養素と、ファイトケミカルやビタミンC、E、セレニウムのような抗酸化栄養、その他のビタミンやミネラルといったマイクロ（微量）栄養素、それに食物繊維、生体エネルギーを含んだ純粋な水などがあります。

果物や野菜には、今見てきたファイトケミカルばかりか、これらの栄養がすべて含まれています。一方、動物性食品や精製加工食品のような高カロリー食品には、マイクロ（微量）栄養素も食物繊維も純粋な水も全く含まれていないのです（ただし精製穀物には食物繊維がわずかに含まれています）。

ですから、皆さんが一日にとる摂取カロリー（一六〇〇～二〇〇〇キロカロリー）のほとんどを、肉や魚、卵、牛乳、チーズ、白米、白いパン、砂糖、油などの高カロリー食品からとっていると、病気を予防・改善するのに役立つ要素（マイクロ（微量）栄養素、食物繊維、純粋な水）は、全くとらないか、ほんのわずかしか摂取できないということになります。

皆さんがスーパーで買い物をするとき、籠の中に入っているものの七〇～八〇％が、水分とマイクロ（微量）栄養素を豊富に含む果物や野菜となるような食品選択をすることが、超健康《スーパーヘルス》をきわめる鍵なのです。

果物と野菜が私たちに与えてくれる恩恵を列挙しておきましたが（一〇七ページ、表2参照）、ぜひとも果物や野菜の生産・販売に携わっている皆さんに知っておいていただきたい、

（表2）　果物と野菜が与えてくれる恩恵

●消化力が増す
●排泄が規則正しくなる（便秘からの解放）
●老廃物の排泄と体のクレンジングが行なわれる
●余分な体脂肪が除去され、やせる
●ヒーリングのスピードがアップする
●エネルギーのレベルが上がる
●精力が増進する
●筋肉の柔軟性がアップする
●視力が改善される
●肌や髪のツヤが良くなる
●元気なフィーリングが体中にみなぎってくる
●若返る
●思考力がアップする
●人生が楽しくなる
●魅力的な人になって、セックスアピールが増す
●免疫力のアップで、病気をしなくなる
●生活習慣病の予防・改善がなされる
●お金がたまる（医療費の節約）
●長寿が実現する
●幸せな人生を送れる

と願っています。青果業界の人々に製薬業界や乳製品業界のような商魂と販売力があれば、健康を増進し、寿命を延ばしてくれるこの奇跡的な食べ物を、消費者が先を争って買おうと群れをなすように仕向けられることでしょう。この業界の方にはぜひこのことに気づいてほしい、と思います。

●タンパク質は不足していない——ガン・心臓病の最大原因とは？

果食動物の私たちの体は、大量の動物タンパクや脂肪、コレステロールを処理するようにつくられていません。だから体に合わない動物性食品を取り込めば取り込むほど、体に負担を強いるようになり、その結果、体を悪化させていくのです。

ガンや心臓病、脳卒中、糖尿病、骨粗鬆症、関節炎、腎臓・肝臓障害などは、動物性食品からのカロリー量が多い食事をしていることと密接に関係しているのです。

私たちが動物性食品をとる第一の理由はタンパク質の摂取にあります。私たち日本人のタンパク質摂取量は、摂取カロリーの一五・九％で、このうち動物タンパクが五三・六％を占めています。WHO（世界保健機関）が定めるタンパク質必須量はカロリーの五％ですから、私たち日本人は、その三倍以上とっていることになります。

心臓病、ガンの発病率の最も少ない国々では、低タンパクの食事（摂取カロリーの五～一〇％）をしています。私たちは、タンパク質は体にとって最も重要な栄養で、特に良質なタンパク質は動物性食品からとらねばならないと教えられてきていますが、動物タンパクはガン細胞の成長スイッチをオンにしてしまうものです。特にカゼイン（牛乳に含まれるタンパク質）は、最も強力な発ガン性の物質です。

さらに動物タンパクは、脂肪以上にコレステロール値やLDL値、血圧、ホモシステイン値を上昇させ、血管を傷つけることなどにより、心臓病や脳卒中のリスクを高めるほか、骨粗鬆症、腎臓・肝臓障害、慢性関節リウマチ、狼瘡《ろうそう》などや、すべての炎症性関節炎などのリスクを高め、インスリン値を上昇させ糖尿病の要因となるなど、体にとっては悪影響ばかりを引き起こす危険な食べ物といえます（＊26）。

逆に植物タンパクはガン細胞の成長スイッチをオフにしてくれます。**どんな植物にもタンパク質は含まれている**のです。果物の五～一〇％、穀類の六～一二％、緑葉野菜の四〇～五〇％はタンパク質ですから、植物性食品をしっかりとっていれば、私たちは**タンパク質不足にはなりたくてもなれない**のです。

ナチュラル・ハイジーンのすすめるタンパク質摂取量は、カロリーの一〇％です。すなわち一日二〇〇〇キロカロリーを摂取する人の場合、タンパク質一gは四キロカロリーなので、摂取量二〇〇キロカロリー分は、つまり五〇gということになります。

この量は動物タンパクをとらなくても十分に摂取できます。しかも植物タンパクは、低脂肪でコレステロールはゼロ、そのうえ動物タンパクには一切含まれていない食物繊維やファイトケミカル類も豊富です。さらに植物性食品は食物連鎖の底辺にあり、動物性食品に比べ、残留農薬は一〇分の一～三五分の一、ダイオキシンは一〇分の一～六〇〇分の一でしかありません。

●骨粗鬆症の本当の原因――ハーバード大学VS牛乳メーカー

動物タンパクは強烈な酸性形成食品（体内で酸性物質を形成する食品。それ自体酸度の強い食品という意味ではない）のため、体液を弱アルカリ性に保っている体は、これを中和するのに骨からアルカリ性であるカルシウムを引き出してきて使います。

カルシウムの九九％は骨に蓄えられているため、酸性物質が増えれば増えるほど、骨から奪われるカルシウムの量が増え、骨密度が減っていきます。

骨粗鬆症の最大の要因は、カルシウムの摂取量が不足しているからではありません。カルシウムを無駄遣いするような食生活をしているのがいけないのです。

肉や魚を食べれば食べるほど骨粗鬆症がひどくなることを忘れないでください。

動物タンパクのほかに、塩、カフェイン、タバコなどもカルシウム泥棒です。それから運動不足や日光の不足も骨をもろくしてしまう要因となります。

いくら牛乳を飲んだとしても、カルシウムを補給し、骨粗鬆症を予防することにはならない――そのことを、ハーバード大学公衆衛生学部が行なった大規模な研究が証明しています(＊27)。

さらに牛乳は、強烈な発ガン物質であるばかりか、さまざまなアレルギー症状、耳の炎症、貧血、消化障害、肥満、慢性関節リウマチほか、ありとあらゆる病気を引き起こします。**牛乳よりも緑葉野菜、ゴマ、ヒジキなどのほうがずっとすぐれたカルシウム源**です。

たいていの人が、牛乳を止めるだけで花粉症から解放されます(詳細は拙著『常識破りの超健康革命』をご覧ください)。しかし牛乳メーカーは死活問題になるようなそうした情報を決して公表しません。また、牛乳メーカーと深く関わっている農林水産省や栄養士たちは、あいかわらず牛乳の効能をアピールし続けています。

●脂肪はあなたを早く老化させる

動物性食品には大量の脂肪が含まれています。牛ヒレ肉でさえ、カロリーの六〇・五%は脂肪ですし、普通牛乳の脂肪は五一%もあるのです。牛乳パックに記された数字（脂肪三・八%）をそのまま受けとらないようにしましょう。この数字は重量あたりの数字です。動物性食品に含まれる脂肪は、室温で固体となる飽和脂肪で、体の組織を詰まらせる有害な脂肪です。

脂肪の摂取量の増加は、心臓病や脳梗塞の発病率を高めているだけではありません。血糖値を上昇させ、糖尿病を引き起こすほか、中高年の人々にとっては人生最大の悩みである脱毛や前立腺肥大のトラブル、インポテンツ、更年期障害などから、最近急増している肥満や大腸ガン、乳ガン、前立腺ガン、そして痴呆まで密接に関連しています。

高脂肪、高コレステロール、低食物繊維の動物性食品や、このあとお話しする高度に精製された白い炭水化物や油などのとりすぎといった（私たちの体にとってふさわしくない）食習慣は、男性ホルモン（テストステロン）や、女性ホルモン（エストロゲン）のバランスを傷つけたり、ペニスの動脈を詰まらせ、必要なときに血液が正しく循環できなくさせたりしてしまうのです。

また、肉や牛乳を毎日摂取していると、体内のＩＧＦ－１（インスリン様成長因子）と呼ばれるホルモンのレベルも高くなり、その結果、前立腺、乳房、大腸などで、ガン細胞の成長が助長され、これらのガンになるリスクを高めてしまうことになります。

欧米諸国によく見られるこれらのトラブルが、日本でも五〇年前に比べずっと多くなっているのは、とりもなおさず、食の欧米化が定着した結果、体を有害な物質で詰まらせ、その正常な機能を混乱させてしまっているからです。

脂肪の理想的な摂取量は、中高年の場合には総カロリーの一〇％で、これはプラントベースの食事で十分まかなえますが、日本人は二六・五％も摂取しています。これは一九五〇年の三・四倍です。脂肪摂取量の増加に比例して、大腸ガンによる死亡が一七・一倍、前立腺ガン死が九七・三倍、乳ガン死が六・七倍に増えています。「健康日本21」が目標としている脂肪摂取量二五％では、これらのガンを予防することはむずかしいでしょう。

なお、アボカド、木の実や種子類、精製されていない全穀物、豆、緑葉野菜などは、私たちの体では作ることができない必須脂肪酸（オメガ3脂肪酸、オメガ6脂肪酸）を含む、すぐれた脂肪源です。

●コレステロールの安全数値は一五〇㎎/dℓ以下

次にコレステロールですが、どんなに脂身の部分を取り除いても、また、鶏肉や魚のように、赤身肉より脂肪分の少ないものを選んでも、コレステロールの量はそれほど変わりません。

コレステロールは動物性食品にだけ含まれる物質です。私たちの体は必要なコレステロールを自ら製造しているので、食事から取り込む分はよけいなものとなります。

私たちは肉食動物ではないため、コレステロールの処理能力に乏しく、一日一〇〇㎎以上のコレステロールを処理することはできません。にもかかわらず、従来の一般的な食事をしている人は、たいてい三〇〇〜四〇〇㎎のコレステロールを毎日取り込んでいます。

一〇〇㎎のコレステロールを取り込むと、血中コレステロール値が五ポイント上昇します（一〇〇gの肉・魚には六〇〜八〇㎎、イカ、エビ、タコなどにはおよそ二〇〇㎎、卵一個には二二五〜二七五㎎のコレステロールが含まれています）。

皆さんはコレステロール値が二〇〇㎎/dℓ以下なら安全だと聞かされていますが、一五〇㎎/dℓを超えると、コレステロールが一〇%増えるごとに、心臓発作のリスクが二〇%増えていきます。総コレステロール値をＨＤＬ（善玉）コレステロール値で割った数字を四以下に保つことも大切です。

コレステロールを下げる究極の方法は、プラントベースの食事にすることです。アメリカのベジタリアンのコレステロール値は一二〇～一五〇㎎／㎗です。

動物性食品には、ファイトケミカルや食物繊維といった、ガンや心臓病、脳卒中、糖尿病などの病気を予防・改善するのに役立つ栄養が一切含まれていないばかりか、さらに有害細菌や環境汚染物質（ダイオキシン、ＰＣＢ、ＤＤＴ、水銀など）の含有量が、プラントフードよりはるかに多いこと、牛肉は牛海綿状脳症（狂牛病）で汚染されている可能性もあることなどを考慮すると、摂取量を極力減らすか、とらないようにしたほうが賢明といえます。

蛇足ですが、狂牛病やＯ－１５７を避けるベストの方法は、肉を食べないことなのです。

●精製加工食品はエンプティーカロリー（栄養空っぽ）食品

砂糖や白いご飯、白いパンやパスタ、うどんなど精製加工された炭水化物食品の摂取量の増加とともに、糖尿病と肥満が流行化してきています。これらの病気は精製加工技術がもたらした最も悲劇的な産物です。

糖尿病はこの五〇年で約三二倍にも増え、現在日本人の成人の六・三人に一人は糖尿病（予備軍も含めて）です。また、五〇歳以上の男性の二人に一人は肥満（「体重＝kg」を「身長＝m」の二乗で割った数値＝BMIが二五以上）で、このような傾向は日本の歴史上例がありません。

肥満や糖尿病は、ガンや心臓病、脳梗塞、失明、手足の切断といった恐ろしい合併症へと発展していく無言の予告です。

精製加工食品は、アメリカでは**エンプティーカロリー**と呼ばれています。ホールフード（全穀類）を精製することによって、私たちの体が必要な栄養素の自然のパッケージが壊され、食物繊維やビタミン、ミネラルが取り除かれてしまった「栄養が空っぽな食品」だからです。

健康志向と称して甘さ控えめのお菓子がもてはやされる一方で、多くの日本人は、**白いご飯やパンも白砂糖と同じエンプティーカロリー食品の仲間**なのだ、ということを認識していません。食品メーカー側にとって都合の悪い、こうした情報が消費者に届いていないことが、血糖値の問題で多くの人が悩んでいるという悲劇を生み出しているのです。

●白い食品をどこまで断ち切れるか

これらの精製炭水化物を摂取するとき、私たちの健康にとって致命的な問題が三つ生じます。

一つ目の問題は、体がこれを代謝するときに必要なビタミンやミネラルが精製過程で失われてきてしまっているため、これらの栄養を体の蓄えから奪っていかねばならなくなることです。

その結果、ビタミンやミネラル不足が生じます。カルシウムが骨から失われ、骨粗鬆症になる、ビタミンBやクロミウム不足により糖代謝機能が混乱し、糖尿病の要因となる、神経機能不全によりＡＤＨＤ（注意欠陥、多動性障害）や離婚の要因となる、などの弊害が生まれます。

栄養不足のため、体はすぐ空腹を感じ、また食べる（たいていエンプティーカロリー食品を食べる）、といった悪循環を繰り返し、肥満を助長することになります。

二番目の問題は、白い食品は精製過程で食物繊維を失っているため、体に取り込むと同時に血糖値が急上昇し、糖をすばやく細胞に送り込もうとします。その結果、インスリン（血液中の糖を細胞に送り込むときに必要となるホルモン）が大量に動員され、血糖値は正常に戻りますが、細胞に送られた糖がすぐに使われないために、脂肪として蓄えられてしまうのです。簡単にいえば「太る」ということです。

若いときと同じ量の食事をしていても、お腹の周りや二の腕、太ももによけいな脂肪がついてしまうのは、若いときのように体を動かさないため、すぐに使われない糖が、いちばん嘆く部分に中性脂肪（備蓄用のエネルギー）として蓄えられるからです。

脂肪が増えると体内でのコレステロールの製造も高まり、コレステロール値も上昇していきます。その結果、心臓病や脳梗塞のリスクも高まってきます。肥満はまた、ガンのリスクの要因でもあります(＊28)。

体脂肪が増えてくると、血液中の糖をインスリンが細胞に送り込もうとしても、細胞の周りに脂肪の膜が付着しているために、インスリンに対する感度が悪く、細胞内に糖を送り込むことができなくなります。

そこで体はインスリンが不足しているものと勘違いして、膵臓《すいぞう》からせっせとインスリンを分泌しますが、効果はありません。この状態を「インスリン抵抗」と呼びます。

血液中の糖レベルが高い状態がずっと続くようになると、いよいよ「糖尿病」と診断されることになります。血液中のインスリンレベルが高いことや、高脂肪の食事は、性ホルモン結合グロブリン（ホルモン）のレベルを減少させるため、エストロゲンやテストステロンなどの性ホルモンが血液中に自由に浮遊するようになり、乳房や卵巣、子宮、前立腺で腫瘍を形成し、ガンになるリスクを高めていくことになります。

三番目の問題は、白い食品は食物繊維を失っているため、腸内を有害物質で詰まらせ、環境を悪化させ、病気の基礎を作っていくことです。

便秘や大腸ガンのリスクを高めるのはもちろんのこと、腸内のバクテリアのバランスを壊し、悪玉菌を増やし、その結果、免疫機能が低下します。有害物質が腸壁から血液中に漏れ出し、毒素を組織に溜め込み、毒血症を引き起こす要因となるのです。

また余分なコレステロールを体外へ排泄することもできなくなります。さらに食物繊維に欠ける食べ物はお腹を満たしてくれないために、食べすぎる傾向があり、肥満を助長してしまいます。

砂糖に限らず、皆さんが毎日とっている白く精製された炭水化物は、ファイトケミカル、ビタミン・ミネラルなどのマイクロ（微量）栄養素や食物繊維不足から、肥満、糖尿病、心臓病、脳卒中、ガン、アレルギーまで、さまざまなリスクを引き起こすのです。

「白い穀物には栄養がない」という認識が、日本人の皆さんには著しく欠けています。果物や野菜、精製されていない全穀類や豆類が中心の食事にすれば、これらの問題は劇的に改善されていきます。

アメリカでは政府が示す「ダイエタリー・ガイドライン」（食事指針）が玄米や黒いパンをとることを強調しているため、どこのスーパーでもこれらの全穀類食品を買うことができます。

●人間の体は「一日〇・五g」の塩しか必要としない

塩や植物油は高度に精製された加工食品の筆頭で、健康上トラブルメーカーの筆頭といっていい食品です。

私たちの体は確かにナトリウム（塩）を必要としています。しかし、私たち人間の体に必要なナトリウムはわずか二〇〇～二八〇㎎(＊29)、食塩相当では〇・五～〇・七gです。

全国社会保険協会連合会が発行している小冊子『正しい食生活×365日』に「生きていくために必要な塩の量は、一日わずか〇・五gにすぎません。わが国では一日一〇g以内に抑えるよう指導しています」とありますが、実際の食塩摂取量は一日一三・五gにもなっているのです。

アメリカ政府のおすすめ量は、このほど六gから三・七五g(ナトリウム量で二四〇〇mgから一五〇〇mg)に引き下げられました。(*30)アメリカの医師たちが高血圧患者にすすめている塩分摂取量は二gです。

いかに日本人が塩を大量に摂取しているかは一目瞭然です。その結果、三〇歳以上の日本人男性の五一・七%、女性の三九・七%は高血圧症(一四〇～一九〇以上)となっています。

(注) **血圧について**

一般に最高血圧が一二〇～一四〇の範囲にあれば正常といわれているが、これは安全といえる数値ではない。一一〇以下の人に比べ、心臓病や脳卒中で死ぬリスクは五倍も高く、高血圧による死亡全体の六〇%は、血圧がこの範囲内の人である。(*31)

ナチュラル・ハイジーンのパイオニアの医師たちは、塩の摂取はすすめていませんでした。それは塩が細胞の原形質を傷つける猛毒物質だからです。

そのため、体内に塩が入ってくると、体は塩一分子に対して九六倍の水で囲い、細胞を傷つけないようにします。しょっぱいものを食べると喉が渇くのは、体の防衛本能が働き、体の持ち主に「もっと水を飲まないと、細胞が塩漬けになってしまう」とサインを送っているのです。

塩の摂取量を大幅に減らせば、かなりの体重を減らすことができます。余分な塩のために体内に保っておかねばならない水の量を減らすことができるからです。

塩のとりすぎは高血圧やむくみばかりか、心臓病、脳卒中、胃ガン、腎臓障害と密接に関係しています。このためアメリカでは塩を称して「無言の殺し屋」と呼ぶ科学者もいます。

日本人が世界でも有数の胃ガン多発国である最大の理由の一つは、味噌汁やお茶のような熱いもので胃の粘膜をやけどさせたところへ塩を送り込み、胃をさらに傷つけるという食生活を毎日続けているためです。

一九九六年の『環境病理学ジャーナル（The Journal of Environmental Pathology）』の発ガン物質のリストには、塩も含まれています。

さらに塩の摂取は、体が塩を排泄するときに、あなたの骨からカルシウムを引き出してしまうため、骨粗鬆症を引き起こします。平均的日本人は塩のために毎日二〇〇～二七〇㎎のカルシウムを尿中へ失っていくのです。

人間は本来「塩という白い加工品」を使わなくても、健康に生きていけます。**体に必要な塩**（ナトリウム塩、カリウム塩、マグネシウム塩などのミネラル塩）**は、自然の食べ物の中に十分に含まれている**からです。

アメリカ先住民（アメリカインディアン）たちは、ヨーロッパからやって来た白人と交易が始まるまで、塩を知りませんでした。またケニヤでは、第二次世界大戦で兵士がイギリスの軍隊に参加するまで、塩を使う習慣がなかったといいます。塩を知るようになって以来、インディアンもケニヤ人も高血圧が急増しているのです。

●朝食を果物に変えられるか

日本人が「塩は命の必需品」として認識しているのは、ナトリウムが極端に不足している米を主食としているからです。

白米ご飯のナトリウム量は焼きイモの一三分の一しかないのです。焼きイモはそのまま主食としておいしく食べることができますが、白米ご飯は塩味がないと楽しめません。体が本能的にナトリウムを要求するからです。

そのため、おにぎりを握るときに手に塩をまぶしてから握ったり、梅干しやサケ、タラコ、佃煮などしょっぱいものを中に入れます。あるいはご飯に味噌汁、漬け物、塩や醬油を使ったおかずと一緒に食べるのが典型的な日本食です。

本書のレシピに従えば、塩を大幅に減らすことができます。**朝食を果物だけにするだけでも三分の一（四・五g）は減らすことができる**のです。

これは画期的なことです。高塩分の食事に慣れ親しんだ舌に、減塩の食事はおいしくないため、ほとんどの高血圧の人が、医師のすすめる一〇gに減らすことすらできずにいるからです。

加工食品を避ければ、さらに三分の一減らすことも可能です。即席ラーメン一袋の塩分は五・三gもあるのです。

今日、ナチュラル・ハイジーンを学んでいる医師たちは、「塩は使わないに越したことはないが、どうしても使う場合は、一日に使うナトリウム量を、一カロリーに対して〇・五〜一mg以下にする」ようすすめています。すなわち、二〇〇〇キロカロリー摂取している人の場合では一〜二g以下となり、食塩相当量にすると二・五〜五g以下です。本書の食事プログラムに従えば、楽にクリアできます。

もし塩を使う場合は、天然の「海の塩」を使っている製品がおすすめです。昆布をミキサーやコーヒーグラインダーで粉にして使うのも、すばらしい代用品です。

なお、ナチュラル・ハイジーンの食事では果物や野菜をたくさん摂取するため、カリウムの摂取量が多くなりすぎ、ナトリウムとのバランスを崩してしまうのではないかという疑問を抱く方もいらっしゃるかもしれません。

しかし、自然界にいる草食動物たちは、草や木の葉（生野菜）しか食べていませんが、ナトリウムが少なくなりすぎ病気になる、というようなトラブルは決して起こしていません。

霊長類（果食動物）でもオランウータンの食事の八〇％は緑の葉や草（生野菜）ですし、私たち人類と生理機能や構造が全く同じチンパンジーの食事も四〇％は緑の葉や草（生野菜）で、五〇％が果物ですが、何の問題もありません。

自然が与えてくれる食べ物を自然な状態（生）で食べるとき、それらの中には体が必要な栄養がすべてバランスよく含まれているため、体内で栄養のアンバランスを引き起こすようなことにはならないのです。

問題が生じるのは、自然の食べ物を加熱したり、精製加工したりしてミネラルバランスを崩壊させてしまったとき、また米を主食にしている場合です。

●植物油はヘルシー食品ではない

どんな油であっても抽出されたものである限り、その油は一〇〇%脂肪で、ほとんどの栄養を失った高度の加工食品です。

自然界には油というものは存在していません。油（植物油）はすべて、植物の中にほかの栄養と一緒に入っていて、一〇〇%油の形で木になっているものは存在しないのです。

オリーブ油はオリーブという木の実の中に存在しています。オイルだけでは存在していません。キャノーラ油も、菜の花の中に存在しているのです。

植物の中に存在しているとき、脂肪（油）は酸化を防いでくれるビタミンC、E、セレニウム、ベータカロチンほかの抗酸化物質と一緒にあるために、安定しています。しかし、摘出され一〇〇%脂肪だけになってしまった油は、摘出された瞬間から酸化が始まります。その油を私たちが摂取すれば、細胞に酸化のダメージを引き起こしていくことになるのです。

さらに油は消化器官の内側に脂肪の膜を作り、消化液の分泌や栄養の吸収を妨げてしまいます。

こうした理由から、最近のアメリカの予防医学をめざす医師たちは、油の使用をすすめていません。彼らは患者たちに「ノー・オイル」を指導しているのです。どんな植物にも脂肪は含まれているので、あえてオイルをとらなくても脂肪不足になるようなことは決してありません。

最近の日本人は植物油から大量の脂肪をとっています（一九四六年の九・六倍）。植物油を揚げ物や炒め物でとると、加熱されるため、いくらヘルシーと宣伝されている植物油でも、酸化が進み、活性酸素が細胞を老化させ、やがてガン、心臓病、脳卒中の要因となります。

また、アクロレインという強烈な発ガン性の物質を形成したり、分子構造がトランスファットという自然界には存在しない脂肪に変えられてしまい、コレステロール値を上昇させたり、腸壁を漏れやすくさせ免疫機能を低下させることになるなど、好ましくない状況を引き起こします。

毎日揚げ物や炒め物を食べる人は注意が必要です。私の住むテキサス州では、二〇一〇年から学校給食で揚げ物を出してはいけない、という州法が可決されました。

マーガリンやショートニングはトランスファットの代表です。トランスファットは水素添加をすることによって液体の植物油を固体に変性させたもので、このプロセスの最終段階にできあがるのが、プラスティックです。

コレステロール値の上昇を気にしてバターの代わりにマーガリンを使っている人は、心臓の血管の周りに、このプラスティック脂肪（トランスファット）がべっとりと付着しています。トランスファットは動物性脂肪以上に、コレステロール値を上昇させてしまう物質です。

私たちは木の実や種子類、サラダ野菜やブロッコリーから、体に必要な脂肪（リノール酸〈オメガ6脂肪酸〉、α-リノレン酸〈オメガ3脂肪酸〉などの必須脂肪酸）を十分に摂取することができます。

α-リノレン酸は体内でEPA（エイコサペンタエン酸）やDHA（ドコサヘキサエン酸）に転換できますので、食物連鎖の頂点にあり、環境汚染物質をたくさん含む魚からとる必要もない、ということです。

●工場よりも農園から送られてきたものを！

日本ほど多数の加工食品があふれている国は世界中にありません。そのほとんどに、自然界には決して存在しない化学物質が添加されています。添加物の取り込む量が増えれば増えるほど、体では活性酸素が大量に発生し、細胞を老化させ、病気の原因をつくっていくことになります。

「添加物は一切使用しておりません」という表示にごまかされないようにしましょう。添加物が含まれていないのに、食品の賞味期限が何週間も何か月も先になっているのはおかしい、と思うべきです。

加工された食品は死んでいるのです。死んだものは、超健康《スーパーヘルス》を築くうえで必要な成分を何も与えてはくれません。ナチュラル・ハイジーンの食事選択の基準は、工場からきたものではなく、果樹園や畑からきたものを選ぶことです。

●諸悪の根源、睡眠不足からの脱出

私たち現代人の生活の中では、「超健康のための七大要素」（六三ページ、図2参照）のうち、「十分な睡眠」「運動」「ストレス・マネージメント」が圧倒的に不足しています。

まず第一に睡眠ですが、睡眠が不足すると、老廃物が排泄できなくなり、体内が汚染されるばかりか、すべての機能が円滑に行なわれなくなってしまいます。

睡眠不足は肥満や肌荒れ、筋肉の衰え、感染症、糖尿病、高血圧から、ガンや心臓病、さらには最近深刻な問題となりつつある繊維筋肉痛症候群まで、さまざまな障害と密接に関連しているのです。

私たちの体は眠っている間に、神経エネルギー（脳のエネルギー）の充電（再生）、肝臓や細胞へのグリコーゲン（蓄えられていた燃料）の補給、成長ホルモンや修復・若返りのホルモン（メラトニン）の分泌最大化、体内の浄化、細胞の入れ替え、組織の修復促進、免疫機能の向上、正常体重の維持、筋肉の増強、血圧・血糖値の正常化保持といった作業を活発に行なっています。

一日最低七～八時間の睡眠をとらないと、これらの機能は完全に低下していきます。人工の光を発明して以来、人類は慢性的に睡眠不足の状態で体を働かせています。疲れの最大の原因は、栄養の不足より、むしろ睡眠の不足にあるのです。

●運動を始めるのに年齢制限はない

私たちの体は毎日活発に動かさないと、正常に機能していけないように作られています。そのため、意識的に運動してあげないと、呼吸器系、循環器系（血管、心臓、リンパ組織など）が正しく働くことができず、老廃物が円滑に排泄されていかないために、体内汚染を引き起こします。また筋肉や骨の組織の機能が低下し、いろいろな障害が出てきます。

文明の夜明け前は、人類はわざわざエクササイズをする必要などはありませんでした。私たちの祖先たちは、サバイバルのために体を動かさねばならなかったからです。

しかし今日の私たちは、テレビやパソコンの前に一日中座っていて、体を全く動かさなくても、携帯電話から出前を取り寄せ、食べ物にありつくこともできますし、どこへ行くにも車に頼ることができ、野生の肉食動物たちに襲われて命からがら逃げるなどということは決してありません。

体を動かさなくなった結果、私たち現代人は、意識して体を動かさないと退化してしまうという皮肉な状況に陥ってしまったのです。

運動をすることの最大の恩恵は、血液やリンパ液の循環を円滑にし、ガンや心臓病、脳卒中、糖尿病などのリスクを大幅に減らし、エージング（老化）のスピードをドラマティックに遅らせることができることです。

血圧・コレステロール値・血糖値が下がり、血栓もできにくくなり、筋肉と骨を強化し、四〇歳過ぎから始まるといわれる漸進的な筋肉の減少を食い止めることもできます。

筋肉は使わないと、筋力が毎日五％ずつ低下していき、七〇歳までに筋肉の三〇～四〇％を失うといいます。四五歳を過ぎると、筋肉が失われるスピードは加速され、失った筋肉の代わりに、脂肪や結合組織が入れ替わり、二の腕や腹部に脂肪たっぷりの中高年者特有の体型になっていきます。

これは加齢とともに体を動かさなくなるからです。筋肉は使えば使うほど強くなり、強い筋肉は関節を保護してくれるので、疲れや痛みを感じることがなくなり、さらに多くの運動をすることができるようになるばかりか、バランス感覚も向上し、転んだり怪我をしたりしなくなります。

また、心臓の筋肉が強化され、血液を全身に送り込む力が増し、細胞への酸素や栄養の補給力がアップされ、全身の機能も高まります。

さらに、呼吸器官、消化器官の機能が向上し、熟睡できるようになり、ノルエピネフリン、エンケファリン、エンドルフィンなどの、気分を幸せで爽快にするのに役立つモルヒネ様の化学物質の分泌が高まるなどの効果もあります。

エクササイズはかなり高齢になってから始めても、決して遅くはありません。杖がないと歩けない九〇歳のか弱いお年寄りでも、週二回のダンベルによる運動で、一年後には、加齢とともに低下していた筋肉の弱さを強化できます。不自由な体を克服し、杖が不要となるばかりか、骨密度を三〇〜四〇代の女性たちより高くすることが可能です。

もっと若い閉経後の女性たちでは、週二回四〇分のダンベル運動で、一年後には筋肉や骨が強化され、一五〜二〇歳若返ります。(*32)

脳梗塞後数年間、体が麻痺したままの状態だった患者でも、一日六時間のエクササイズ(リハビリ)を二〜三週間続ければ、麻痺した手足はほぼ完全に使えるようになるといいます。(*33)

最近の欧米の科学者たちは、スリムで健康な体を維持していくには、毎日一時間の運動が必要だといっています。活発に歩く、自転車をこぐ、水泳、ヨガ、太極拳、ダンベル、柔軟体操など、積極的に行なうべきです。

いくつになっても毎日活発に体を動かすことは、十分な睡眠と並んで、アンチエージング（老化予防）や病気予防のためのパスポートなのです。エクササイズは寿命を延ばすことも証明されています(＊34)。

●誰でもできる「ストレス解消法」

どんなに体に良い栄養を与え、十分に眠り、毎日運動していても、ストレスがたまっていると健康にはなれません。

ストレスは一日にタバコ二箱を吸ったときと同様に、心臓の血管を閉塞させ、心臓病の要因になる(＊35)、血糖値を上げる、消化活動を妨げる、筋肉を緊張させ、凝りを引き起こす、ガンの形成や睡眠障害などとも密接に関係しています。

ストレスは体を心身ともに汚染させてしまうのです。心の暗い人は自ら病気を作り、心の明るい人は自ら健康を作っていくのです。

エクササイズをすることほど、すばらしいストレス解消法はありません。そのほか、瞑想《めいそう》する（メディテーション）、いろいろな趣味を持つ、家族や地域社会の人々と楽しい時間を過ごすなどもいい解消法です。

お気に入りのレストランや流行の店へ食事にいくのは、決していいストレス解消法ではありません。食べ物をストレス解消に使うのは間違っています。

一時的にストレスの要因から逃避することはできても、このような場合に選ぶ食事は、たいてい消化器官に負担をかけ、体を汚染させるものであることが多いからです。超健康《スーパーヘルス》をめざす人にとって、食べ物はあくまでも、体の燃料や病気予防剤補給のための原料であるべきでしょう。

ストレスをためない方法を知っている人は、たとえ病気になっても、早く回復していきます。**自分自身を幼な子のように大切に扱うことは、ストレスをつくらない秘訣**です。

小さな子供が何かに悩んでいたり、心配したりしているとき、大人の私たちは、その悩みや心配を取り除いてあげようと努めます。その子の悩みや心配がさらに大きくなるようなことを言ったりはしません。

それと同じように、あなた自身を扱ってあげてください。これからは、悩みや心配事が生じたら、いつも「大丈夫、大丈夫。お天道様が見守っていてくれるから」とおまじないを唱えることです。子供じみたことのように聞こえるかもしれませんが、すばらしく効果があります。

また、家族のサポートほど心の重荷を取り除き、幸せで包むものはありません。特に高齢者にはそれが言えます。高齢者にやさしく接し、励ましてあげる家族がいるほうが、一人暮らしの場合よりもずっと健康で長生きしています。愛は健康にとって非常に重要な要素なのです。[*36]

第4章 薬や医師の治療を過信しているあなたへ

医者や政治家の言うなりになってはならない。
真実は何かを自分で見きわめ、行動は自分で決めることだ。

ライナス・ポーリン（ノーベル化学賞・平和賞受賞の米国の化学者）

●薬には治す力はない！

「風邪」のような単純な病気をガンのような複雑な病気にさせてしまう最大の原因は、現代医学による介入です。症状を薬で抑え、体内毒素の排泄を人為的に失敗させてしまうからです。

誤った食習慣やライフスタイルがもたらす状況（病気と呼ばれるもの）から解放されるには、本人の強い意志と努力が要求されます。「労せずしてすばやく快適な状態に戻りたい」と願う習性のある現代人は、痛みを即座に取り除く物質（薬）を作り出し、最近はますますこれを濫用するようになっています。

その結果、非常に多くの人々が、病気そのもののためではなく、薬のために体を傷つけていますが、それには気づいていません。

「薬は血圧・血糖値・コレステロール値・尿酸値を下げ、病気を治してくれる」という幻想に、人々はすっかり陥っているのです。これは現代医学に潜む非常に危険な罠です。

人々は自分が無分別な食生活や生活習慣を行なっていながら、その結果もたらされる悪影響を帳消しにしてくれるような魔法の薬を信じたがる傾向がありますが、そのようなものは存在しません。これらは「偽りの希望」を与えているにすぎないのです。

この世にあるのは、「原因と結果の法則」（六八ページ参照）だけです。現在の自分の体重や血圧、血糖値やコレステロール値、中性脂肪値、尿酸値などが気になったら、その数値の原因となっていることを考えてみることです。

病気をただの風邪から、最終段階のガンにまで発展させたくなかったら、また、もっと健康になりたかったら、もっと長生きしたかったら、まずはその根本原因である「誤った食事やライフスタイルを改めなければならない」、というのがナチュラル・ハイジーンの教えです。

薬も医者も病気を治すことはできません。**治すことができるのは、唯一あなた自身の体の中にある自然治癒力だけ**なのです。

今日でも医学を志す人々が必ず学ぶ『ヒポクラテスの誓い（Hippocratic Oath）』には、「医者はアシスタントにすぎない。自然の助手である。助けること、あるいは少なくとも害を及ぼすようなことはしないことが重要である」とあります。

また、シュヴァイツァー博士も、「われわれ医者は何もしない。ただ内なる医師を助け、励ますのみである」と言っています。

私たちの体の中では、精子と卵子というたった二つの細胞から、六〇兆個もの細胞で構成された人間の体を作り上げたものと同じ能力が、健康のときも病気になったときも、絶えず働いています。切り傷や骨折を治すのはその力です。

その力はまた、細胞や組織に生じる異常や欠陥を修復し、常にベストの状態を保とうと、私たちが最後の息をする瞬間まで休むことなく努力を続けてくれているのです。

私たちがこの力に全幅の信頼をおき、必要なものを与え、傷つけるようなことをせずに協力してあげさえすれば、致命的なダメージのために修復が不可能になっていない限り、病気のどんな段階においても、体は健康を取り戻していけるのです。

たとえ修復不可能といわれる第7段階のガンであっても（八五ページ参照）、治ろうという強い意志と、ナチュラル・プラントフード（新鮮な生の野菜と果物、木の実、種子類、発芽させた穀類や豆類、海藻など、生の植物性食品だけの食事）という徹底的な食事プログラム、そして十分な休養と睡眠、運動、日光、ストレス・マネージメントなどによって回復していく例が世界中に多数あります。

●薬の副作用はもとの病気より怖い

薬は表面に見える症状をなくしたり軽減したりするのに役立つことはありますが、「症状のないこと＝健康」ではありません。

いくら薬を与えられても、その**根本原因が取り除かれることはありません**。まして、薬という体にとっては異物の侵入がもたらす弊害は、体の組織を徐々に傷つけていくことを促進させるばかりなのです。

以下、主な薬の弊害を列挙してみます。

【降圧剤】

栄養（特にミネラル類）の損失、疲労、頭痛、むくみ、吐き気、めまい、ふさぎこみ、コレステロール値・血糖値などの上昇、動脈損傷、心臓発作、脳梗塞、腎臓機能低下などのリスクを高める。(＊37)

【コレステロール値を下げる薬】

エネルギー製造の低下、体力の低下（エネルギー製造に関与する助酵素Q10の働きを止めてしまうため(*38)、吐き気、下痢、便秘、筋肉痛などのリスクを高める。

（注）総コレステロール値や体重だけをマークしていても、心臓病や脳梗塞は予防できない。血圧・ＬＤＬ（悪玉）コレステロール値・中性脂肪値・インスリン値・ホモシステイン値などが高いこと、反応性タンパクのような組織に炎症を引き起こす物質や酸化によるストレスが多いこと、また、オメガ３脂肪酸値が低いことといった要素も、リスクを高める要素となる(*39)。

【インスリン（血糖値を下げる薬）】

食欲増進、体重の増加、およびホモシステインの代謝妨害などによるインスリン抵抗の結果、「血糖値上昇→インスリン値上昇」という悪循環を招き、糖尿病を悪化させる。動脈硬化の促進、心臓発作、脳卒中、失明や手足の切断などの合併症のリスクを高める(*40)。

【コーチゾン（関節炎の薬）】

消化器系の潰瘍、ミネラル損失、副腎・脳下垂体の機能低下、糖尿病、アレルギー、血栓、不眠症、体重増加、痙攣《けいれん》、めまい、頭痛、肺繊維腫などのリスクを高める。

（注）関節炎（慢性関節リウマチ、狼瘡《ろうそう》による関節炎など）の人は、腸内が毒素で汚

染されているため、緻密性を失った腸壁から完全に消化されない動物タンパクが漏れ出す。そして、この漏れ出した異物（ペプチド）が、異物処理のため動員された白血球細胞（抗体）と結びつき、この結果できた物質が血液循環から関節の毛細血管の中へと染み出し、トゲのように関節を刺激するために腫れる。腱鞘炎《けんしょうえん》も同様の原理。(＊41)

【抗生物質（連鎖球菌、ブドウ球菌などの感染症の薬）】

薬が効かない耐性菌を生み出し、さらにひどい感染症を引き起こす。院内感染の増加の要因、肝臓障害、白血病などの血液の病気のリスクを高める。

●死因の第一位は「医師による治療」

食事とライフスタイルを徹底的に変えさせることによって、さまざまな退行性疾患の改善に劇的成功を収め、今日アメリカのメディアで注目されている、ジョエル・ファーマン医学博士は、次のように述べています。

「薬の発明はこの世の最大の悲劇である。医者のしていることは、そもそも病気を引き起こしてしまったライフスタイルに対して継続の許可を与えているようなものだ」(*42)

言葉を換えれば、「さあ、これが高血圧を隠してくれますから、これまでしてきたことをし続けていても大丈夫ですよ」と言っているのも同然なのです。「ただし、心臓発作で亡くなるまでは」という言葉をつけ加えてあげたら、もっと親切です。

薬は自然の警告のシステムを働かなくし、危険な行為（病気の根本原因である誤った生活習慣）を続けるように仕向けてしまうものです。人々が完全に健康になり、病気が減っていくのであれば話は別ですが、医学がいくら発達し、さまざまな薬が開発されても、病人は増え、医療費は天文学的にかさんでいく一方です。

実のところアメリカの最新の統計によると、医師の治療に起因する死亡者数は、少なく見積もっても年間七八万三九三六人にのぼり、心臓病死（六九万九六九七人、二〇〇一年）、ガン死（五五万三二五一人、二〇〇一年）を抜いて死因第一位に浮上しているといいます。(*43)

ちなみにアメリカの医学部の学生たちが薬理学の授業で最初に教えられることは、**「すべての薬は有毒である」**という教えです。

なお、誤解のないように、薬を使用すべきときもあることを記しておきます。

心臓が停止してしまったとき、癲癇《てんかん》の発作や骨折の痛みがひどく、眠れない夜が続き修復力が低下してしまったとき、内臓破裂などの内出血やひどい喘息で呼吸停止の恐れがあるとき、バクテリア系の髄膜炎で脳に永久的なダメージの生じる恐れがあるときなどです。

●なぜ「ナチュラル・ハイジーン」は薬をすすめないのか

ナチュラル・ハイジーンのアプローチが薬を使用しないのは、次の理由からです。

超健康のための「七大要素」を与えずに失われた健康を取り戻すことはできないこと、そして健康な人が健康を維持するのに薬を必要としていないため、薬はそれ自体健康の要素ではないためです。

ナチュラル・ハイジーンの基本原則は、「体にとってノーマルな関係にあるものだけを与えてあげること」です。体が生命維持・機能をしていくうえで利用できるものは、体のエネルギー源として活用され、また組織を作る材料として利用できるものです。

医聖と呼ばれているヒポクラテスは、「食べ物で病人を治せなかったら、薬は薬ビンの中にしまっておけ」と教えていました。

体内汚染を引き起こしたような食習慣やライフスタイルを改め、体の中を浄化することに努めれば、病気は治ります。

英国医学界の権威、医学博士ウィリアム・アーブスノット・レーン卿は、ジョンズ・ホプキンズ大学に招待されたときに、次のようなスピーチを行なっています。

「皆さん、私は決してガンで死ぬようなことはないでしょう。ガンを予防するための手段をとっているからです。…ガンは私たちが食べたものによって、私たちの体の中で作られる毒のために生じるものです。…ではガンになりたくなかったら、どうしたらよいのでしょうか。それは、生の果物と野菜、そして加工精製されていないパンを食べることです。まずこうすれば、より良い栄養を体に与えることができます。そして、もっと簡単に老廃物を排泄することができるようになります。…私たちは、食習慣と排泄について学ぶべきときに、細菌の研究をしてきました。間違った道を歩んできたのです。

健康への鍵は常に私たち自身の中にあります。体の中の毒を完全になくすこと、体に正しい食べ物を与えること、そうすれば奇跡が起こります。ガンにならないように努力している人は、誰一人としてガンになるようなことはありません」(＊44)

博士はガンについて言及していますが、ガンは病気の最終段階にあるものですから、博士の話はすべての病気に対して当てはまります。

食習慣とライフスタイルを改めれば、血圧やコレステロール値・血糖値・尿酸値などは容易に下がります。降圧剤、スタチン（コレステロール降下剤）、インスリンなどの薬は血圧やコレステロール値、血糖値という数字をコントロールすることはできても、病気の抜本的改善にはならないのです。**医学や薬に対するパラダイム（考え方）の転換をすることは、自分自身や家族への最高のプレゼント**です。

●「ナチュラル・ハイジーン」は一つの生き方

ナチュラル・ハイジーンはダイエット法でもなければ、宗教でもありません。「A Way of Life」、すなわち超健康《スーパーヘルス》をきわめるための、一つの生き方です。

ナチュラル・ハイジーンが教えるマニュアルに従えば、ホモサピエンスとしての私たちの体に最もふさわしい生き方をすることができ、病気にはなりません。また現在病気の人は改善されていきます。

体に良いことをしてあげれば、必ずすばらしい結果が現われてきます。体は素敵なフィードバック・マシーンです。必要なのは強い意志と忍耐だけです。しかし、決して強制されるものではありません。

自分自身がどれだけ大切なのか、どの程度健康になりたいのか、自分の体内を傷つけたり汚染させたりすることがどこまで許せるのか、そして病院通いを日課とすることを想像したり、病気や死に対する不安と背中合わせで暮らすことについて、じっくりと考えてみてください。

食事を人生の楽しみにしている人にとって、食べ物を選択・制限していくことはつらいことかもしれません。しかし、自分の健康と楽しみが減ることのどちらを優先するかは、あなた自身の生き方次第なのです。

ナチュラル・ハイジーンは**自分自身への教育**です。自分自身が大切であることを本当に知っている人には真実がわかるはずです。

健康作りは家造りに似ています。いい材料で造った家は、台風や地震にあっても簡単には壊れませんが、粗悪な材料でこしらえた家は、すぐに壊れてしまいます。たった一つしかない自分の体には、いい材料を与え、大切にケアしてあげましょう。

●解毒作用（好転反応）のあとの爽快感

本書のプログラムに従った生活を始めると、体のクレンジングとヒーリングのプロセスが活発に動き出すため、多少の不快感を経験する人がいることも記しておかねばなりません。鼻水や痰といったような風邪のような症状、頭痛、下痢、軟便、吐き気、エネルギーの低下などが一般的な症状です。これらは体が毒素を排泄しているという「解毒のサイン」で、いわゆる**「好転反応」**ですから、心配には及びません。

私自身このプログラムを始めたときには、鼻水や痰が一か月以上続いていましたし、抜け毛や吐き気、階段を上がるのもつらいほど打ちのめされたような経験もしています。

これは肉を食べなくなったからでも、牛乳を飲まなくなったからでもありません。「肉を食べていたときのほうが元気だった。やっぱりタンパク質が足りないのだ」とか、「この健康法は自分には合っていない」などと早合点しないようにしてください。

このとき体は利用できる最大のエネルギーをクレンジングとヒーリングに振り向けているため、普段の活動に回すエネルギーが低下しているだけで、これは一時的なものです。

体の中がある程度きれいになると、このような状況は収まってきます。髪が抜けるのも、粗悪なタンパク質でできている髪を、もっとハイクオリティーな材料に変えるための処置を体が始めたサインです。髪が薄くなってしまうようなことはありません。

コーヒーを常用していた人は、数日頭痛に苦しむかもしれませんが、カフェインを解毒しているサインですから、辛抱してください。永久に続くものではありません。痛みがひどいときは、深呼吸をし、水を飲むことをおすすめします。

長いこと薬を飲んでいた人は、その解毒にかなりの時間がかかります。しかしタマネギの皮をむくように、一皮一皮少しずつ毒素が取れていき、体が軽くなってくるのを実感するはずです。

やがて痛みや苦痛から解放され、薬がいらなくなり、体が軽く、子供のとき以来経験したことのなかったようなエネルギーが体の底から湧き上がってくるのが感じられるようになります。

肌はみずみずしく甦《よみがえ》り、心がウキウキしてきます。**自分の健康は自分でコントロールできる**のだということを知る瞬間です。私は皆さん全員にこの爽快感を経験していただきたいと願っています。

●医師との理想の付き合い方

発明王として著明なエジソンは、かって次のように予言していました。

「将来の医者は薬を処方するようなことはないだろう。その代わり、自分の体をケアすることや食事、そして病気の原因と予防について、患者に関心を持たせるように指導することだろう」

このエジソンの予言の兆しが、アメリカではすでに見え始めているのです。

本書でご紹介したナチュラル・ハイジーンに基づく医療を実践している医師ばかりか、PCRM（責任ある医療を推進する医師会）に所属するおよそ五〇〇〇人の医師たちのように、病人の治療に薬を処方するのではなく、まず病気の最大の根本原因となっている食習慣やライフスタイルの誤りを正すことを患者に指導することに努める医師が、最近とみに増えてきているのです。

この傾向は、食生活やライフスタイルの改善といった、「セルフケア（自らが行なうケア）」のアプローチで心臓病を治療するオーニッシュ博士のプログラム（一五八ページ参照）が、米国の公共テレビの番組で盛んに紹介されるようになって以来、このプログラムを採用する大手の病院や保険会社が次々と登場してきているところにもうかがえます。

アメリカ在住の私には、日本の事情はよくわかりませんが、日本のお医者様方も、ぜひこうしたアメリカの新しい医学のトレンドを参考にしていただきたいと願ってやみません。

現状はむずかしいかもしれませんが、「医食同源」を重視したヒポクラテスの教えを実践しようとするお医者様たちが増えてくればくるほど、世の中は変わります。

そして、患者の皆さんも、「病気とは誤った食習慣とライフスタイルが引き起こすもの」、つまり**その原因は自らが選択したものにある、**ということを認識してください。

病気の症状（結果）を薬で緩和してもらうことをお医者様に期待するのではなく、その根本原因を取り除く「セルフケア」のアプローチを選択し、お医者様にその監督とアドバイスをしてくれるように頼むようになればなるほど、皆さんは本当の意味で健康になることができます。

さらに薬による犠牲者の数も大幅に減り、医療費も節減され、国家の医療福祉制度の惨憺《さんたん》たる状態も、現在よりずっと改善されていくはずです。これこそ、医師との理想的な付き合い方ではないか、と私は思います。

第二部

実践者編

決断するに遅すぎることはない

第5章 「超健康革命」を起こした人たち

私たちは病気を見慣れてしまっているために
病気を当然のこととして考えているが、
病気とは人間自身が作り上げたものであり、
「人間の生命を司る法則」に違反したために生じるものである。

ラルフ・ワルドウ・トゥライン（米国の哲学者）

ここでご紹介するのは、本書のおすすめする「セルフケア（自らが行なうケア）」のプログラムによって、すばらしい健康を取り戻した人々です。

彼らはいずれも、医学の専門家たちから「不治の病なので、これ以上何の治療法もない」「年だから仕方がない」といったレッテルを貼られていた人々です。

彼らは自分自身のライフスタイルに革命を起こした結果、深刻な悩みを克服し、すばらしい健康と輝かしい未来を手に入れたのです。繰り返しますが、このような人たちの例は決して特殊なものではありません。誰もが実現可能なことなのです。

（ここではオーバートークにならないよう、事実のみを書き記したい、と思います）

●バイパス手術を回避し、五七歳で狭心症を克服した教師

アラバマ州の大学でコンピュータ・サイエンスを教えていたビルは、何度も狭心症の発作に見舞われ、ニトログリセリンやアスピリン、血圧とコレステロールを下げる薬などで症状をコントロールしていましたが、薬の効果はなく、悪化の一途をたどっていくばかりか、薬

の副作用に悩まされ、担当の医師からは、バイパス手術をすすめられていました。

しかし九年前（当時五七歳）、彼が選んだのは手術ではなく、私のすすめたナチュラル・ハイジーンのアプローチでした。

その効果はめざましく、一か月後、血中コレステロール値は二六〇mg／dlから一三〇mg／dlに下がり、肥満体からスリムに変身していくとともに、胸の痛みは全く起こらなくなり、冠動脈の閉塞物も次第に溶け出し、半年後にはすっかり健康を取り戻すことができました。

最近リタイアして娘さんの住むジョージア州に引っ越しましたが、すばらしく健康な体と、たっぷりある自由な時間を使って人生をエンジョイしています。

●コレステロール値が四週間で二〇％減少

沖縄のIさん（現在三一歳）もわずか四週間で、コレステロール値を「二一〇mg／dl→一六九mg／dl」へと四一ポイント（二〇％）も減らしています。

同時に中性脂肪値が「二六四mg／dl→一七九mg／dl」（八五mg／dl減少）、体重は「八八キロ→七八キロ」（一〇キロ減量）、肝機能もGOTが「五二→二七」、GPTが「一四四→五

○」、γ－GTPが「九八→一二」へと著しく降下しました。

どんな薬をもってしても、このような短期間にこれほどの効果が現われるものはありません。しかも医療費に一銭もお金をかけていないのです。

コレステロール値が一〇％下がるごとに、心臓病になるリスクを二〇％減らすことができます。Iさんはおよそ二〇％下がっていますから、心臓病になるリスクを四〇％も減らすことができたのです。

だからといってIさんは、そのために悲壮な努力をしたわけではなく、お腹いっぱい食べ、満たされた気持ちでラクラク減量とコレステロール値・中性脂肪値・肝機能の数値を改善することに成功したのです。

【心臓病改善の福音、オーニッシュ・プログラムについて】

ナチュラル・ハイジーンの「セルフケア・プログラム」――果物と野菜、それに未精製の穀物、豆類、イモ類の食事といった低脂肪のプラントベース（植物性食品）の食事にし、十分な運動と睡眠、ストレスをためないライフスタイル――に変えれば、心臓病を予防したり進行を止めたり、あるいは冠動脈系心疾患を好転させることもできることは、ハイジニスト（ナチュラル・ハイジーンの実践者）たちの間では古くから知られていたことです。

最近では、それが事実であることを証明する研究論文が、相次いで発表されています。それらの多くは、薬や手術といったオーソドックスなアプローチを重んじてきた医学界が発表しているものなのです。なかでもカリフォルニア大学サンフランシスコ校の心臓外科医、ディーン・オーニッシュ博士の研究は、今、世界中で注目されています。

博士は、何度も狭心症を起こしている患者たちに、低脂肪（カロリーの一〇％）の**プラントベースの食事**と**運動**、**メディテーション**（瞑想《めいそう》）によるストレス・マネージメントというライフスタイルの転換をさせただけで、実にドラマティックに症状を改善させたのです。

患者たちは、薬に頼っていたときとは比較にならないほど大幅にコレステロール値が低下し、体重も一〇キロから二〇キロラクラクとやせることができ、冠動脈に何十年も詰まっていた閉塞物が消えて血液が通うようになり、胸の痛みから解放され、普通に日常生活が送れるようになったのです。

職場復帰をしたり、定年退職後の人生を謳歌したり、なかには数歩歩いただけで胸が痛み、それ以上歩けなかったのに、今ではアルプスの山歩きを楽しんでいるという人までいるのです。

一方、オーニッシュ博士が比較対照群とした、米国心臓病協会がすすめる「低脂肪でバランスのとれた食事」と薬による治療のグループでは、一年後、減量に成功しなかったばかりか、血管の閉塞物は減少するどころか、かえって増加し、心臓病が着実に進行していることを示していたのです。(*45)

「オーニッシュ・プログラム」と呼ばれるこの方法は、アメリカの知識階層の関心を集め、心臓病改善のために、この方法を採用する病院も年々増加してきています。

低脂肪のベジタリアン食を心がける人々が著しく増加しているばかりか、バイパス手術や血管形成手術の代わりに、オーニッシュ・プログラムを採用した場合でも、患者の「セルフケア（自らが行なうケア）」指導にあたる医師の経費を負担する保険会社も増えています。手術に比べると、「セルフケア」の指導にかかる経費が三分の一以下（二七％）ですむからです。

【エセルスチン博士の賢い食事転換法】

オーニッシュ博士よりも先に、ベジタリアンの食事と毎日の運動、ストレス・マネージメントによって心臓病患者の治療を始めていたクリーブランド・クリニックの心臓外科医、コールドウェル・B・エセルスチン博士は、狭心症の患者とその家族（特に配偶者）を自宅に招いて実際にヘルシーな食事をさせ、ライフスタイル転換の指導にあたってきました。

それは食事転換の成否は家族揃って行なうのが鍵となるからです。家族が動物性食品を食べている前で、心臓病の人だけにプラントベースの食事をさせるのは、誘惑が強すぎて長続きしません。家族全員がもっとヘルシーな食事に変え、患者をサポートしていくことで、すばらしい結果を生むことができるのです。

食事転換がコレステロール値を下げる効果は劇的で、エセルスチン博士は次のように述べています。

「人間の体にとってふさわしい食事に改善すれば、二四八mg/dℓもあったコレステロール値は三週間で一三七mg/dℓにまで下がる。MRIの検査によって、すでに血管の閉塞物が取れていることが示されているのに、なぜバイパス手術が必要なのだろうか」(*46)

コレステロール値ばかりではありません。余分な体重、血圧、血糖値、中性脂肪値、尿酸値、肝機能など、人間ドックの検査結果は、短期間のうちに驚くべき数値に改善されていきます。

私のアドバイスに従った人々は全員、そのような経験をしています。彼らは皆、「もう年だから」とか「遺伝だから」、あるいは「慢性で治しようがないと医師から言われているから」とあきらめて過ごしていた日々から解放され、「悩みなき日々」を満喫しています。

●大動脈剥離から七年経過、今はジム通いの七〇歳

九州に住むTさんは、六三歳のある日、突然胸の痛みに襲われ、救急車で病院へ運ばれました。医師の診断は大動脈剥離でした。

大動脈がいつ破裂するかわからないというほどボロボロになっていて、あと一～二週間の命ということでした。

若い頃から水泳選手として活躍していたTさんは、日頃から血圧が高かったものの、週二

〜三回ジムに通っていて、水泳をしたときはいつも血圧が下がっていたため、血圧は水泳でコントロールできると軽く考えていて、自分の大動脈がそこまでもろくなっているなどとは全く気がついていなかったそうです。

ところが、次第に水泳による降圧効果が低下していき、血圧がコントロールできなくなっていると自覚し始めた矢先に、胸の痛みに襲われたのです。

入院はしたものの、激しい痛みは胸ばかりか脚や腕へと移動し、救急処置として脚を切断しようか、腕を切断しようか、医師がその処置に対応できず、手の施しようのない状態でした。

そんなTさんを救ったのは、Tさんの甥が紹介したナチュラル・ハイジーンでした。

病院ではもうなす術はないから、ナチュラル・ハイジーンのプログラムを試したければ、自由に行なっていいということになり、早速新鮮な生の果物や野菜、野菜のジュースという食事療法を始めました。

すると、次第に血液がサラサラになり、大動脈の修復が自然に始まったのです。そして四か月後、Tさんは（医師の言葉を借りると）「奇跡的な退院」を果たしてしまったのです。

入院当初は誰もが「やがて死ぬ運命」にあると思っていました。Tさんもその覚悟でした。食事プログラムを変えてしばらくの間は、これまで大好きだったものが食べられなくなるくらいなら、死んだほうがましだと思っていました。

不本意ながら始めたこのプログラムでしたが、毎日東京に住む甥からかかる励ましの電話と、奥様の献身的な協力もあって、あまりにも劇的な効果を発揮し始めたため、生きる希望を持つようになったのです。

退院するとき、担当の医師から、「枕よりも重いものは持ってはならない。坂道を歩いたり、自転車に乗ったりしてはいけない」と注意を受けたのですが、Tさんの健康は信じられないほど速いスピードで回復していきました。やがて完全な健康体に戻り、布団の上げ下げから、台所のゴミ出し、庭仕事と何でもこなすことができるようになったばかりか、退院から二年目には週に一～二回、以前のようにジムに通って水泳を始めるまで回復しました。

忌まわしい病気から七年後の今日、七〇歳のTさんは、あいかわらず元気にジム通いを続けながら、町内に病気で苦しんでいる人がいると聞くと、自転車で駆けつけては、食生活の改善をすすめているそうです。

●乳ガンから二三年経過、鉄人女性アスリートは七〇歳

ホノルル在住のルースは元米軍所属兵站《へいたん》学者で、今は健康教育学の博士です。四七歳のとき乳ガンが発見され、乳房の摘出手術を受けました。

マラソン暦一四年のスポーツウーマンで、バランスよく食べ、脂肪の多い赤身肉は何年も避けており、ずっと健康で、毎年健康診断やマンモグラフィー（乳房レントゲン撮影）を受けていたので、乳房のガンがゴルフボール大に成長して、すでに手遅れの状態になっているとは、とても信じられない出来事でした。

精密検査の結果、左肺と骨にも転移しているため、両方の乳房摘出手術をしたあと、「放射線と化学療法による治療を行なっても、どれだけ生きられるかわからない」という診断を受けました。

ルースは乳房の摘出手術は受けましたが、それ以上の治療は受けませんでした。健康な組織まで傷つけ、寿命を縮めてしまうことを知ったからでした。代わりに、食事とライフスタイルの改善という「セルフケア・プログラム」を選択し、ガンを完全に克服したのです。

ガン診断から二三年後の今日、ルースの体にはガン細胞の片鱗さえありません。

それどころか、手術直後に挑戦し始めたトライアスロン（水泳三・八km、サイクリング一八〇km、フルマラソン四二・一九五km）に六回、マラソンに六七回出場し、そのほかの競技も含めて獲得した優勝トロフィーは八〇〇個を超えます。

暦年齢は七〇歳でありながら、健康年齢三二歳を誇り、一九九九年には北米の最も健康な女性十傑の一人に選ばれています。

六三歳のときにはジョギング中に遭った交通事故で左足と右の腰骨を骨折し、医師からは「もう走れないだろう」と言われたのですが、その後もトライアスロンに出場しています。

平均的な三〇歳の女性の骨密度は四一一mg/cm²ですが、ルースは五〇歳のときに四四七mg/cm²、六〇歳のときには四六六mg/cm²と増加しているのです。

これはプラントベースの食事と運動がいかに骨を強くするのに役立っているかを如実に物語っています。骨粗鬆症《こつそしょうしょう》の予防に必要とされているはずの牛乳や乳製品は全く不要でした。

ルースはガンを克服したばかりか、持病だった関節炎の痛みも消えて薬がいらなくなり、高かった心臓病のリスクも減らしてしまいました。

食事を変えて三週間で、コレステロール値が二三六mg/dℓから一六〇mg/dℓに、さらに六か月後には一二八mg/dℓに、その半年後には一〇〇mg/dℓ以下に下がっていたのです。

【マクドゥーガル博士の教える「セルフケア・プログラム」】

ルースの人生を変えたのは、当時ホノルルで、乳ガンと食事の関係を研究していたジョン・マクドゥーガル博士との運命的な出会いでした。

ルースは博士から、アメリカのような脂肪摂取量が多い国では世界中どこでも、乳ガンの発病率が高く、脂肪摂取量の少ない国ではその発病率が低いこと、化学療法や放射線療法は免疫組織に永久的なダメージを与えてしまうこと、ガンの再発を阻止するにはこの免疫組織を最大限に高めなければならないこと、それには食事によるアプローチが欠かせないことを学びました。

化学療法や放射線治療をすすめた医師たちからは、食習慣とガンに関する説明は一切なかったため、ルースはマクドゥーガル博士のすすめを受け入れたのでした。

彼女は動物性食品の摂取を完全に止め、ホールフード（未精製・未加工）のプラントベースの食事に転換し、ポジティブな気持ちで常に希望を持ち、活発に体を動かすという本書がおすすめする「セルフケア・プログラム」を実践したのです。そして見事に体に備わっている驚くべきヒーリングパワーを発揮させ、病気は克服できるということを証明してくれたのです。

乳房摘出手術の直後に、トライアスロンに挑戦する決心をしたのは、世界で最もタフといわれるレースにガン患者でも挑戦できるということを人々に示したかったからだ、と彼女は言っています。

かつて東京で行なわれたトライアスロンのレースに優勝したときには、朝日新聞が「五四歳のアメリカ人女性、ガンを克服し、鉄人競技をも制覇」という記事を掲載しています。

皆さんのなかにはルースのようなアスリートは、普通の人以上に強い体力や免疫力を持っているから特別だ、運動をしない普通の人間が彼女のようにうまくガンを克服するのは無理だ、と思う方もいらっしゃるかもしれません。

しかしそんなことは決してないのです。乳ガンばかりか、胃ガン、膵臓《すいぞう》ガン、肝臓ガン、大腸ガン、リンパ腫など、さまざまなガンを「セルフケア・プログラム」で克服した人が世界中にたくさんいます。

現在のルースの信条は、「自分が望みさえすれば、どんなことでもできる」ということです。(*47)

●五八歳のとき乳ガンを克服した八七歳の女性ボランティア

五八歳のとき乳ガンが発見された友人のフリエダは、母親が乳ガンで亡くなっているため、すぐに乳房除去手術を受けるよう、医師からすすめられました。

乳房を失う決心がつかずに悩んでいた彼女でしたが、ふと小学校五年生のときの授業で、担任の先生から「新鮮な生の野菜や果物を毎日たくさん食べること」という「セルフケアの理論」を教わったことを思い出しました。

その日からフリエダは、動物性食品の一切を止めたところ、なんとガン細胞は消えてしまったのです。

以来二九年間、八七歳になる現在まで、彼女はすばらしく健康でエネルギーに満ちあふれた生活を送っていて、健康保険や生命保険にも加入していません。

「健康的な生活をしていれば、そんなものは必要ない」と主張する彼女は、ナチュラル・ハイジーンの普及のためのボランティア活動に「第二の人生」を捧げています。

●五〇歳のときファスティングで膵臓ガンを克服した農園経営者

私の友人のケニスは五〇歳のとき、膵臓にグレープフルーツ大のガンができていることが発見されたのですが、その診断を受け入れたくなかった彼は、何もしないまま一年半放置していました。

腹部の痛みがひどくなり、仕事が続けられなくなったため病院へ行くと、医師からはもう手遅れだといわれ、なす術もなく、家に帰されました。痛みがひどく、食欲もなかったために、水を飲みながら寝ていました。

たまたま娘さんがヘルスフードストアで見つけてきたシェルトン博士の『ファスティングはあなたの命を救ってくれる（Fasting Can Save Your Life）』という本で、ファスティングについて知り、ファスティングで治るかもしれないと思うようになり、ナチュラル・ハイジーンの医師の下で八日間のファスティングを行なったところ、痛みが消えました。

その後は自宅で果物・野菜のジュースと果物だけをとり、一年後からは野菜も食べるようにして、ガンを克服してしまいました。以前はタバコ、アルコール、肉、アイスクリームが大好きだったケニスですが、完全なベジタリアンに変わり、タバコもお酒もやめました。

すばらしい健康状態を取り戻したあと、生物力学を学び、今ではフロリダで見事なマンゴーやメロン、アボカドなどを育てるオーガニック・ファームを経営しています。一日中戸外で重労働をしていますが、その仕事ぶりは、六四歳という彼の年齢の半分もいかない若者たちよりもずっとエネルギッシュです。

ファスティングによって大腸や子宮にできたポリープや腫瘍がなくなった人々も数え切れないほどいます。体にチャンスさえ与えてあげれば、体は不要なものは処理していくことができるのです。

●五七歳でC型肝炎を克服し、入院を回避したレストラン経営者

神奈川県でレストランを経営しているAさん（男性）は、七年前（当時五七歳）、人間ドックでC型肝炎が発見され、そのままにしておくと確実に肝硬変から肝臓ガンに進行する恐れがあるので、病院のベッドが空き次第入院して治療開始を待つばかりの状態でした。

そうしたときに、私のセミナーに参加され、その翌日からナチュラル・ハイジーンの「セルフケア・プログラム」を開始し、やがてすっかり肝機能が改善され、ひと月後に入院は取

りやめになりました。

Aさんはこれまでのライフスタイルに革命を起こし、肝機能を改善したばかりか、三か月後には、八〇キロあった体重が七〇キロの理想体重になりました。一般に、やせると体力がなくなると心配します。Aさんも初めはそうでしたが、やがて体がとても軽くなって、疲れが残らなくなりました。

奥様も中性脂肪値が一九〇mg/dlもあり、要注意と警告されていましたが、一緒にライフスタイルを変えた結果、六五mg/dlに下がり、五キロやせました。

お二人とも以前とは比べものにならないほどすばらしい体調を維持できるようになり、お店に来るお客様たちがその変身ぶりにびっくりして理由を尋ねるため、今ではナチュラル・ハイジーンに基づくメニューをお店で提供し、地域の皆さんに貢献しています。

肝臓が正しく機能しなくなると、毒物代謝や栄養の吸収が正しく行なわれなくなり、体という機械は壊れてしまいます。人間ドックを受ける日本人のうち異常のない人は一三・三%しかいないということは、第1章でお話ししましたが、このうち肝機能の異常が最多で、四分の一以上(二六・一%)もあるといいます。

「セルフケア・プログラム」は肝臓を健康に保つベストの方法であることはいうまでもあり

ません。体に有害物質を取り込まないようにし、さらに体内の毒素を速やかに排泄させてあげることによって肝臓の負担を軽くすることができるからです。

肝臓の細胞は六週間ですべてが入れ替わりますので、いい材料を与えてあげれば、あなたの肝臓は六週間後には完全に健康なものに生まれ変わります。

●インスリン投与を一週間でストップさせて糖尿病を克服

知人のエリザベスは、糖尿病のため空腹時血糖値が二五〇〜三〇〇mg/dlもあり、毎日一一五ユニットものインスリンを注射していました。しかし、それにもかかわらず血糖値を正常にコントロールすることができなかったため、医師に経口薬を併用することをすすめられたとき、考え方を変えました。

彼女は自らの意志で医者をナチュラル・ハイジーンの医師に代えたところ、わずかな期間で糖尿病を完全に克服することができました。

この医師の指導で食習慣を変えると同時に、インスリンの使用量を七〇ユニットに減らしました。二日後には空腹時血糖が一三〇〜一五〇の間と、これまでの半分以下に低下、一週間後には正常値近くにまで下がったため、完全にインスリンをやめることができました。わずか一週間の間にです。しかもその間に一二・二キロもやせることができたというボーナスつきでした。(＊48)

エリザベスの例は決して特殊ではありません。

果物の販売促進関係のお仕事をしている山梨のTさん（男性）は、私のおすすめした食事プログラムを始めてからわずか一か月で、血糖値と血圧がすばらしく低下したばかりか、一六キロの減量にも成功し、その変身ぶりに、業界の関係者たちは「動く広告塔」（果物によるスリム効果のＰＲマン）というニックネームで呼ばれるようになりました。

それはまさに、このプログラムのおかげです。以前は肥満ばかりか、薬が手放せなかったのが、今ではもうインスリンや降圧剤は不要です。

「生命の法則」に従うナチュラル・ハイジーンの食事プログラムは、面倒なカロリー計算などなしに、血糖値や体重を容易に正常に戻してくれるのです。病院の管理栄養士がすすめるような食事プログラムや、宅配の糖尿病食では、このようにドラマティックな改善を期待することはできません。

中性脂肪や血糖値、余分な体重を下げるのに役立つ食物繊維やファイトケミカル、ミネラルが豊富な、生の野菜や果物、豆類などが極端に不足しているからです。

現在糖尿病の人は、果物の摂取量は一日三~四個までとし、必ずレタスやセロリ、キュウリと一緒にとること、そして昼食と夕食には緑の生野菜、その他の野菜、豆類を豊富にとり、穀類の摂取は未精製の穀物を一日一回以内とすることをおすすめします。

●降圧剤なしで一〇年あまり苦しんだ高血圧症を克服

三重県のMさん（五九歳、男性）は長いこと血圧が高く、降圧剤を飲んでいてもずっと一七〇~一八〇台で、薬の効果はほとんどありませんでしたが、『常識破りの超健康革命』を二年前に知人から贈られたのがきっかけで私の講演を聞き、食生活の改善を始めました。

それから半年間は、降圧剤と併用して一四〇~一五〇台という状態でしたが、私の二度目の講演を聞いて、ナチュラル・ハイジーンの食事プログラムを完全に飲み込むことができ、その日の夜から実行に移しました。やがて時を経ずして血圧は正常値を保つようになり、完全に高血圧症を克服してしまいました。そのときMさんから次のようなメールが送られてきました。

「二回目の講演でやっとベジタリアンにエンジンがかかってきました。四月一三日から朝、昼、晩の食事改善を本気で心がけたところ、どうでしょう。わが目を疑う驚き、あの頑固な血圧が一〇〇％薬なしで、「一三〇／八〇」をもう九日間、キープしています。スゴイ、スゴイと子供のように大喜びしています。体が変身しました。大きな、大きな持病を克服した記念すべきときです。心より感謝、感謝、感謝、感謝を申し上げます」

●七〇歳で慢性関節リウマチと神経痛を克服した茶道教師

私の母は四〇代の頃から関節炎と神経痛で肩や首、腕、脚の痛みを訴え始め、六〇代に入ってからは痛みのために整形外科や整骨院、鍼灸院へ通ったり、ローヤルゼリーや漢方薬などいいとすすめられれば、ありとあらゆるものを試していましたが、いっこうに治りませんでした。

どの医師からも「慢性のものでどうしようもありません。痛みを受け入れて暮らすしかないでしょう」と言われ、すっかりあきらめていました。茶道教師として、着物を着たくても腕が痛くて手が後ろに回らず帯が結べないため、これはまずいということで、私のすすめた

「セルフケア・プログラム」を始めました。そのとき母は七〇歳でした。そして、半年後には痛みがすべて消えてしまっていたのです。

しかも一六キロもやせるというボーナスもついてきました。それまで、電話帳ほどもある分厚いお腹の出っ張りは、三〇年間どんなダイエット法を試しても決してなくならず、すっかりあきらめていたのに、半年で見事になくなってしまったのです。

高めで要注意といわれていたコレステロール値や血糖値も改善され、クイーンズサイズを着ていた人が、九サイズの洋服を着ておしゃれを楽しむようになりました。

体操教室にも通い始め三、四〇代の若い人たちに交じって体を動かし、以来一〇年間健康でエネルギーに満ちあふれた老後をエンジョイしていたのですが、八〇歳の誕生日の早朝、眠っている間に亡くなりました。原因は脱水症でした。高齢者は喉の渇きに鈍感になるので、こまめに水分を補給するよう十分気をつけてください。

●七五歳の決断が人生を変えた、八五歳の超元気レディー

フロリダ州サラソータに住むヴィヴィアン（八五歳）がライフスタイルを変え、「セルフ

ケア」重視の生活を始めたのは七五歳になってからでした。

四五歳のときに胆嚢《たんのう》除去手術をして以来、消化障害に悩まされるようになった彼女は、五〇代に入ってからは、神経系のトラブルで腕や肩の痛みがひどく、病院を転々としてきました。しかし何の効果もなく、痛みとしびれで眠れない夜などは苦痛を忘れるために、室内を歩き回って夜を明かして仕事に出かけたといいます。そのため秘書の仕事も六〇歳でやめざるを得なくなりました。

以来一五年間、痛みや苦痛と闘いながら、健康になる方法を探し求めてきたのですが、偶然手にした一冊の本が、彼女の人生を変えました。それはスリムで健康な体づくりのために、「セルフケア」を重視することの大切さを教えている『Fit For Life』（邦題『ライフスタイル革命』）という本でした。

今日、ヴィヴィアンは痛みや苦痛から完全に解放され、健康でエネルギーに満ちあふれた人生をエンジョイしています。

八年前にご主人を亡くし、現在は一人暮らしですが、週二回はゴルフをし、ガーデンクラブや教会、新しく越してきた人を支援する会ほか七つもの組織に所属してコミュニティーのために尽くすという、忙しいスケジュールをこなしています。

ゴルフでは毎回、一八ホールのコースを、重いゴルフバッグを乗せたカートを自分で引いて歩いて回るのです。先日四年ぶりに会いましたが、前回会ったときと全く変わっていず、老いのかげりなどひとかけらもないのでビックリしてしまいました。

●薬漬け生活から脱却、その後の四四年を見事に生きたサラリーマン

「セルフケア」を習得するには、博士号の肩書きなどいりません。平凡なサラリーマンだった私の友人ルイスは、三八歳のときまで、肥満や慢性の膝の痛み、低血糖症、消化障害などのために、薬漬けの生活を送っていました。

医師からは「胃を摘出してしまえば消化のトラブルに悩まされることはない」と、手術をすすめられましたが、臓器の一つを失う決心がつきませんでした。それでも慢性の不快な症状や膨大な医療費、薬の束などから解放されたい一心で、さまざまな代替医療を探し求めた末に、本書でご紹介するような健康法に出合ったのです。

やがて一九〇ポンド（約八六キロ）あった彼の体重は一五五ポンド（約七〇キロ）の理想体重になり、同時に消化不良や血糖値の悩み、関節の痛みまで消えてなくなってしまったの

です。

その後亡くなるまでの四四年間、彼は薬の世話になることは一切ありませんでした。彼は「セルフケア」によって医療費をゼロにしたのです。

それればかりではありません。以前は関節の痛みのために乗れなかった自転車やローラースケートが趣味となり、亡くなる直前まで、毎月二〇〇マイル（約三二〇キロ）のサイクリングのロードレースに出ていたのです。

そのために握力は四〇代の男性よりもずっとありました。二年前ソルトレークシティーで行なわれた冬季オリンピックのときには、トーチランナーの一人として参加しています。エネルギッシュで身のこなしが軽い彼は、いつも跳ねるような足取りで歩いていたことが今でも思い出されます。

彼は亡くなる三日前、私と共通の友人に、「眠っている間に天国へ行きたいね」と話していたのですが、まさにそのとおり、昨年十一月三〇日の朝、眠っている間に静かに息を引き取りました。八二歳の誕生日の十二日後のことでした。

おそらくハードなトレーニングにより、酵素（生命力）をあまりにも早く消耗させ尽くし、死期を早めてしまったものと思われますが、それでも最期まで人生を謳歌したルイスの生き方は、たぶん彼自身がいちばん満足しているのではないでしょうか。

三八歳のときに、病気の不快な症状や、薬漬けで莫大な医療費のかかる憂鬱な日々と決別したルイスですが、以来四四年の間、薬や医者の介入を一切必要とせず、いつもエネルギーに満ちあふれた人生をエンジョイしてきました。たとえ一二〇歳まで生きなくても、老後誰にも迷惑をかけることなく健康に過ごす、これこそが「セルフケア」の賜物だと思うのです。

●超健康への第一歩は自分自身の決断から

健康は誰にでも与えられている当然の権利であって、あなたが望み、努力しさえすれば、簡単に手に入れることができるものです。

病気の人生を送るか、健康に人生を楽しむか、それはあなたが選択し、実行することによって決まるのです。健康な体を作るのは自分自身です。誰もそれを代わりにやってくれる人はいません。

あなたの代わりに、体が飛び切り上等な健康状態を維持していくために必要な栄養を取り込んでくれる人もいません。あなたの代わりにエクササイズしてくれる人もいなければ、あなたの代わりに眠ってくれる人もいないのです。超健康《スーパーヘルス》をめざすための作業は、あなたが自分で行なわなければならないのです。それが「セルフケア」です。

本書でご紹介した人々は全員「セルフケア」の重要性に気づいたおかげで、健康を取り戻したのです。

逆に、病気の体を作り、人生を惨めで悲惨なものにしてしまうのも、自分自身です。今日たいていの人は、「生命の法則」と「セルフケア」の理論を知らないために、この悲惨な体験を味わっています。

そういう人々は一方で自分自身を病気に追い込むようなライフスタイルをしながら、他方で老後の病気や福祉、介護の問題に不安を抱いて暮らしています。心配しながら年をとっていくよりも、まず私たち一人一人に確実にできることがあります。それは食習慣やライフスタイルを変え、病気にならない老後の準備を今から始めることです。

あなたのライフスタイルに革命を起こしましょう。これまで慣れ親しんできた食習慣を変えることは、心臓バイパス手術や脳卒中による麻痺、ガンの化学療法や放射線治療などに比べたら、さほど不自由なことではありません。

私がナチュラル・ハイジーンの食事プログラムを紹介すると、なかには「それはあまりにもラジカル（革新的）すぎて、とても受け入れるのは大変だ」といった印象を持つ人もあります。

そんな人に私は言うのです。

「あなたを担架に載せて救急車で病院へ運び、四万ドルもかかる手術をする必要があると伝え、あなたの肋骨の骨をのこぎりで切り広げ、足の静脈の一つを取ってきて、あなたの心臓の動脈につなぐことのほうが、もっとラジカル（過激）だとは思いませんか」と。

繰り返し申し上げますが、「生命の法則」に基づいた食事やライフスタイルに変えれば、私たちは、病気になるようなことはありません。そしてまた医師から「慢性病だから」とか「遺伝だからしょうがない」と言われ、不治の病という運命を背負って暮らしている人々も、すばらしい健康を取り戻すことができるのです。

生涯病気から解放された幸福な人生を送る方法はすでに皆さんの手の中に入りました。超《スーパー》健康《ヘルス》への道を選択するか否かは、皆さん次第です。**行動開始を決断するのに遅すぎることはありません。**

第6章 実践者から必ず出る質問

白いパンをぬれた手のひらでぎゅっと握ると、
手のひらにベッタリとつくことだろう。
それと全く同じことがあなたの腸の中でも起こっているのだ。

アーノルド・エレッド（ドイツ生まれの教育者）

Q1　タバコ、酒、カフェイン飲料（コーヒー、紅茶、日本茶など）の害は？

A　どんな場合でも、口に入れるものを選択するときは、まず、それだけで食事になるか、おいしく食べられるか、有害物質を含んでいないか、体のエネルギー源や組織を作るための原材料として体が一〇〇％利用できるものかどうかを、自分自身に質問してみることです。

そのどれもが「イエス」であったとき、それこそが体にとって最もふさわしい食べ物だと言えます。

塩や油、砂糖、アルコール、コーヒーやコーラなどのカフェイン飲料、そしてタバコなどは、これらの基準を全く満たしてはいないので、厳密にいうと私たちの口に入れるものとしてふさわしいものの範疇には含まれないものなのです。

【喫煙大国日本をアメリカは笑っています】

タバコはニコチンや一酸化炭素、アクロレイン、アンモニア、一酸化窒素、ホルムアルデヒド、アセトアルデヒド、硫化水素、硫化メチルほか三〇〇〇あまりもの有害な化学物質を含み、日本人のガン死の第一位の要因となっているばかりか、ＤＮＡへのダメージ、老化促進、動脈硬化、高血圧、心臓病、肺気腫、気管支炎、腸の栄養吸収阻害、先天性欠損症ほかさまざまな健康上のトラブルを引き起こす有害物質です。未熟児、胎児の死、流産、男性のインポテンツ、顔のシワ、腰痛、骨粗鬆症《こつそしょうしょう》、潰瘍、

日本人はタバコがどれだけ体を傷つけているかの認識にあまりにも欠けています。街の美化を図るために、タバコのポイ捨てや歩きタバコを禁じる法律を制定しながら、その煙を吸わせられる人間の体の中の汚染はもっと深刻だ、ということを問題にしない日本の行政を、アメリカの新聞は物笑いの種にしています。

喫煙者と同じ部屋で長時間過ごしていたために、肺ガンになってしまう非喫煙者が増えているということを、深刻に受け止める必要があります。

タバコを一箱吸う人は、ミカン（大）二〇個分、イチゴなら六〇粒分、リンゴでは五〇個分のビタミンCが体から失われていくことを覚えておいてください。

ただし、サプリメントをとっても、失ったビタミンCを補うことはできません。ビタミンCを体が利用するためには、自然丸ごとの食品に含まれているほかのすべての栄養も必要だからです。

りますす。

【ポリフェノールは酒を飲む言い訳にしかなりません】

「酒は百薬の長」といわれ、適度のお酒は健康の必需品として捉えられているふしがあります。

血行をよくする、善玉コレステロール値を増やし、血液を薄めて、血栓をできにくくする、赤ワインには心臓病を予防するポリフェノールが豊富に含まれている、気分をリラックスさせ、ストレスを取り除き、心の安らぎに役立つ、毎日晩酌している人は長生きしているなどが、飲酒肯定派の理由です。

そして彼らは、そのネガティブな面には耳を貸したがりません。ネガティブな点をあげると延々と続きます。

きわめて毒性の強い薬物で活性酸素を大量に発生させるため、細胞の原形質やＤＮＡを傷つけ遺伝子に変化を引き起こします。特に神経細胞・脳細胞を破壊し老化を早めます。エネルギー泥棒であるエンプティーカロリーなので、炭水化物以外の栄養は全く与えてくれません。そのため、体からビタミンやミネラルを奪っていくので、心臓・脳などの機能に障害を起こし、心臓病、脳卒中、アルツハイマーのリスクを助長します。ある種のガン（乳ガン、大腸ガン、肝臓ガン、口内のガン、食道ガンなど）になるリスクを高めていきます。エストロゲン値を上昇させます。閉経後の女性でホルモン補充療法を行なっている場合は、アルコールを飲んだあと、エストロゲン値は三倍に上昇します(＊49)(エストロゲン値が上昇すると、乳ガン・子宮ガン・卵巣ガンのリスクが高まる)。

肝臓の細胞を大がかりに破壊し、肝硬変の要因となります(人間ドックを受けた結果、日本人に最も多いのが肝臓の異常)。免疫細胞の活動を抑え、免疫機能を低下させます。睡眠を妨げます(アルコールを飲んだあとの睡眠は、体がアルコールの副産物アセトアルデヒドのために、深い睡眠が妨げられ、組織の修復ホルモンの分泌が低下するため、老化を早め、さまざまな病気が引き起こされる)。男性のインポテンツのリスクが高くなります。攻撃的な性質になります。交通事故ほかの事故の最大の要因となっています。以上がその一部です。

このようなことを考えると、アルコールの利点は帳消しになってしまうどころか、別の方法であなたを傷つけていくことになるということを忘れないでください。

赤ワインを一杯以上飲むと、乳ガンになるリスクは二四％上昇します(＊50)。大腸にポリープのあった人が毎日一杯以上飲んでいると、再発のリスクは二倍になります(＊51)。

血行を良くする目的なら、運動をするほうがずっと効果的です。運動はリンパ液をも活発に動かしたり、筋肉や骨を鍛えることもできますが、アルコールではそれはできません。さらに運動することほどストレス解消に役立つものはありません。リラックスさせ、気分の良くなるホルモンの分泌も活発になります。

ポリフェノールは果物や野菜に豊富に含まれています。ワインに頼る必要は全くありません。プラントベース（植物性食品中心）の食事にすれば、総コレステロール値は下がり、善玉コレステロール値は上昇し、血液もサラサラになります。

人々は楽に健康効果を得られるといわれるもののほうへ群がりたがるのです。毎日晩酌している人が長生きしているというのは、晩酌のおかげよりも、果物や野菜を豊富に食べている、食べすぎない、体をよく動かしている、規則正しい生活をしている、晩酌以外にもストレスをためない工夫をしているといった要素のほうがずっと強いことを考慮すべきですが、アルコール肯定派は、そのような点にはあまり注目しません。

アルコールが不足していても、健康で長生きすることはできますが、これらの要素が不足すると、決して健康で長生きすることはできません。

相手がお酒を飲んでいても、自分は飲まないようにすることは可能です。これはセルフコントロールの問題です。日本人はお酒を飲まないと「付き合いが悪い」と言われるので仕方なく飲む、という人がかなりいます。

その結果、日本人の飲酒率は六八％で、アメリカ人よりも二一％も多くなっています。日本人に肝臓障害が多いのも当然です。自分の肝臓は自分でしか守れません。付き合いが悪いといって指摘する人が、あなたの肝臓を守ってくれるでしょうか。お酒を飲む前に、よく考えることです。もちろんお酒を飲むのは個人の自由ですが、相手に無理強いをしないマナーが日本人に欠けているのは悲しいことです。

お酒飲みとうまく付き合うには、水割りを注文し、大量の水で薄めて少しずつ飲む、ノンアルコールビールやジンジャエール、ミネラルウォーターにレモンやライムを入れたものにするなど、方法はいろいろあります。

【コーヒーのコマーシャルには伝えていないことがあります】

コーヒーは疲れを癒し、安らぎのひとときを与えてくれるというのはテレビのコマーシャルが作り上げた幻想です。

真実は、コーヒーばかりかどんなカフェイン飲料も、常用していると、心臓病や脳卒中から糖尿病、ガン、慢性関節リウマチ、骨粗鬆症《こつそしょうしょう》まで、老化に伴ういろいろな病気を引き起こすリスクが高まっていきます。

カフェインは心臓に不整脈を引き起こすリスクを高め、突然死を助長させるほか、血圧、コレステロール値、中性脂肪値、ホモシステイン値を上昇させ、心臓病や脳卒中になるリスクを高めることなどが最近の研究から明らかになってきました。

たった一杯のコーヒーを飲んだだけで、数時間にわたって動脈の弾力性を失わせ（動脈硬化）、心臓によけいな圧力をかけ、血圧を五〜一〇ポイントも上昇させてしまうため、血圧の高い人がコーヒーを常用することは、命取りになります。

カフェインはまた、強烈な中枢神経刺激物質で、カフェイン一五〇〜二〇〇mg（コーヒー一〜二カップ）で皮質、髄質、脊髄にまで有害な影響をもたらします。副腎を刺激し、肝臓のブドウ糖製造を増やす一方で、筋肉や脂肪細胞がブドウ糖を利用する能力を妨げ、インスリンの感度を低下させるため、糖代謝機能を大混乱に陥れ、糖尿病を引き起こすことになります。

睡眠が不足していてもカフェインの刺激によって何とか日々を切り抜けていくため、睡眠不足を助長し、脳神経エネルギーの製造や修復ホルモンの分泌を低下させ、毒血症を引き起こし、その結果さまざまな病気や肥満、早い老化などをもたらします。

さらにエストロゲン値を上昇させ、月経障害、子宮内膜症、子宮筋腫、乳房の痛み、乳ガンのリスクを高めるばかりか、腫瘍の形成を促進させる、慢性関節リウマチや骨粗鬆症のリスクを高める（カップ一杯のコーヒーで二～三mgのカルシウムが失われていく）、不快な禁断症状（頭痛など）から逃れるために必要以上に飲食してしまい、肥満から免れなくなる、女性の失禁のリスクを高める、ビタミンB群やミネラル類を尿中に

（表3）　一般的な飲料に含まれるカフェインの量

インスタントコーヒー	（小さじ1杯）	200mg
コーヒー	（1杯150ml）	90mg
カフェイン抜きコーヒー	（1杯150ml）	3mg
紅茶	（1杯150ml）	45mg
アイスティー	（1杯240ml）	47mg
コーラ飲料	（1杯240ml）	24mg
抹茶	（小さじ1/2の粉末）	240mg
玉露	（1杯150ml）	240mg
煎茶	（1杯150ml）	30mg
ほうじ茶	（1杯150ml）	30mg
ウーロン茶	（1杯150ml）	30mg
玄米茶	（1杯150ml）	15mg
番茶	（1杯150ml）	15mg

資料：『Health Science』Spring 2002、ならびに
『五訂食品成分表』2003年より著者が作成。

流出させてしまうなど、コーヒーがもたらす害は、それだけで一冊の本が書けるくらいにたくさんあります。

温かい飲み物がほしい人は、コーヒーの代わりに、ハーブティーをおすすめします。

Q2 果物をたくさん食べると、血糖値が上がって糖尿病になるのではないか？

A 日本人の非常に多くの人が、「果物＝糖尿病」という完全に誤った知識を頭にインプットしたまま消すことができないでいます。

ベストの健康状態を保ち、病気を予防・改善するのに最も役立つ食べ物を敬遠しているというのは最大の悲劇です。

果物は正しく食べる限り（一九七ページ参照）、決して糖尿病を引き起こすことはありません。

白砂糖はもちろんのこと、人々が（こともあろうに糖尿病の人までもが）何の疑いもなく毎日食べている白米や白いパン、白い麵類、そして高タンパク・高脂肪の動物性食品と運動不足こそが、糖尿病の真犯人なのだという真実を、皆さんにぜひここで知っていただきたいと思います。

繰り返しますが、果物は正しく食べる限り、血糖値を上昇させ、糖尿病になるなどということは決してありません。

問題は「果物をいつ、どのように食べるか」です。もちろん、お腹がすいたとき、すなわち、**胃が空っぽになっている状態のときに、一回の食事として食べる**のがベストです。

その意味では、**果物は朝食に食べるのが最も理想的**なのです。今日一般的に行なわれているような「食後のデザート」として果物を食べていれば、糖尿病になるのもあたりまえです。

【果物をデザートに食べるのは、糖尿病を招く悪い食べ方です】

なぜ果物をデザートに食べるのが良くないのか。その理由はこうです。

米やパン、麺類などの主食と、肉や魚などの副菜で構成されている一般的な食事から必要十分なカロリーをとったあとで、デザートとして果物を食べると、カロリーオーバーになってしまいます。不必要なカロリーを摂取することになるのです。

このカロリーはエネルギーとして体がすぐに使う必要がありませんから、将来使うために脂肪（中性脂肪）に変えて貯蔵することになります。

その結果が中性脂肪値の上昇、すなわち、お腹の周りの余分な脂肪の蓄積です。脂肪は食後に果物を食べたときに限らず、砂糖入りのお菓子でも増えていきます。

体内に脂肪が増えるとインスリン抵抗が起こります。インスリンは糖を細胞内へ吸収するのを助けるホルモンです。糖が細胞内に入るのを助けるインスリンに対する感度を細胞の周りに付着した脂肪が悪くしてしまうため、体がいくらインスリンを分泌しても、糖の吸収が邪魔されてしまいます。

そのため糖が細胞内に入れず、血液循環の中に留まったままになってしまうのです。そして行き場を失った糖が尿中にあふれ出します。これが糖尿病のサインです。

どんな食べ物でも、必要以上にカロリー摂取をすると、糖尿病になる可能性が高くなります。果物だけに限った問題ではありません。たとえ玄米であっても、必要以上に食べると糖尿病のリスクが高くなっていきます。

肉類、乳製品、植物油のような高脂肪・高タンパク食品もインスリン抵抗を助長し、糖尿病のリスクを高めます。肉や魚はパスタやポップコーンよりも、インスリン値を上昇させてしまうのです。(*52)

さらに、運動が不足していると、脂肪(よけいなカロリーとして取り込んでしまったために貯蔵用のエネルギーとして蓄えられているもの）を燃やすことができなくなり、これも細胞のインスリン抵抗を悪循環させ、血糖値を上昇させることになります。

インスリン抵抗が続くと、血液中のインスリン値も高いままとなり、性ホルモンのコントロールが失われ、生殖器系のガンや大腸ガンのリスクも高まります。インスリン抵抗を改善し、**インスリン値を下げるには、「運動」プラス「豊富な果物と野菜、それに高複合炭水化物（未精製の穀類）で低脂肪の食事」**がベストです。

【血糖値を下げる果物の正しい食べ方があります】

血糖値に問題のある人は、**果物を食べるとき、レタス、セロリ、キュウリ、白菜などと一緒に食べる**ようにすること、また現在糖尿病の人は果物の摂取量は一日三〜四個までとし、果物よりも野菜（特に緑葉野菜）の摂取量をずっと多くするようにします。

米国疾病コントロールセンターの研究が、糖尿病になる人は、果物や野菜の摂取量が、絶対的に不足していることを明らかにしています(*53)。

糖尿病の予防・改善に果物や野菜（特に生）が必要不可欠なのは、糖代謝に役立つ食物酵素や糖の吸収を緩やかにさせる食物繊維、インスリンの働きに関与するクロミウムやマグネシウム、血糖値のコントロールを改善するのを助けるプラントステロール（ファイトケミカルの一種）、糖尿病の合併症（心臓病、網膜症、壊疽《えそ》など）を予防する抗酸化力の強いさまざまなファイトケミカルなどが豊富なためです。

一〇〇歳以上生きている人の共通点は、血糖値、中性脂肪値、血中インスリン値の三つが低いことです。(*54) これは果物や野菜、木の実や種子類、全穀類、豆類といった本書のおすすめする食事をしていれば、かなえることができます。

栄養士や医師たちの役割は、こうした真実を学び、庶民を教育していくことにあるはずですが、日本の多くの栄養士や医師たちはそれを怠り、むしろ国民の健康の質を低下させているのが現状です。その結果、糖尿病が急増し、患者数は毎年五〇万人というペースで増え、今日では昭和三〇年の三一・五倍にもなっているのです。

現在予備軍を合わせると、糖尿病は一六二〇万人にも上っているといいます。日本人の六・三人に一人は糖尿病といっても過言ではありません。(*55) あなたがそのうちの一人になりたくなかったら、本書でおすすめしているヘルシーなライフスタイルに変えることです。

【フルータリアン（果食動物）はスリムで病気知らずです】

果物ほどすばらしいエネルギー源はありません。私たちホモサピエンスの体は、何よりも果物をエネルギー源とするように作られているのです。

この地球上で、果物が熟したことを色で見て識別することができ、それを手でもぎとることができ、さらにその甘い味がわかり、その糖を最も効率よくエネルギー源として利用することができるのは、唯一果食動物だけです。すなわち私たちの体は、果物を主食とするように意図されて作られている、といっていいのです。

私たちの体のエネルギー源は単糖体と呼ばれる糖です。ご飯やパン、うどんなどの（多糖類が含まれる）穀物、あるいは（二糖類が含まれる）砂糖を食べても、私たちの体の中では、消化作業によって多糖類や二糖類を単糖類（ブドウ糖）に変え、それを吸収します。この消化には大量のエネルギーと酵素が必要です。

果物のすばらしいところは、ご飯やパン、麺類、砂糖のように消化が必要な炭水化物と違い、熟す段階ですでに果物自らの中にある**食物酵素**によって炭水化物を果糖やブドウ糖のような単糖類に変える作業がすんでいることにあります。そのため、果物を食べたとき、私たちは消化のために体の中のエネルギーや酵素（あなたの生命力）をほとんど使わないか、全く使わずにすむのです。

消化に節約できたエネルギーや酵素は、体の浄化や解毒、老廃物の排泄、組織の修復などのために回すことができるため、体は常にエネルギーに満ちあふれ、浄化された状態に保つことができます（酵素については拙著『常識破りの超健康革命』をご参照ください）。

さらに、果糖は体内に吸収されていくときにインスリンを必要としません。これも果物がエネルギー源としてすぐれている理由の一つです。直接細胞の中に吸収されていくことができるのです。

インスリンをたくさん製造しなくてすむということは、膵臓《すいぞう》を酷使させたり、体の貴重なエネルギーや酵素を浪費しなくてすむということですから、健康と長寿のため大いに役立つのです。

また果物は、そこに含まれる糖が体内の有害な老廃物や宿便をかきたて、豊富な水分がそれを洗い流してくれるため、浄化と減量効果が抜群です。スリムな体に変身すると同時に、エネルギーに満ちあふれ、お肌のトラブルや花粉症ほか、さまざまな障害も解消されていきます。

それから果物の食べ方でもう一つ注意しておくことがあります。喉の渇きを癒すだけの目的で果物を食べるようなことはしないように気をつけてください。

お腹がすいているわけではなく、喉が渇いているだけというとき、体が本当に必要としているのは「H_2O」という水であって、食べ物ではないからです。

果物には確かにピュア（純粋）な水が含まれてはいますが、糖も含まれています。お腹はすいていない状態で喉だけが乾いているときに、水分補給の目的で果物を食べると、「食後のデザート」に果物を食べたときと同じことが起こり、カロリーオーバーとなり、その結果は「肥満→インスリン抵抗→糖尿病」という図式の示すものが待っています。

Q3　今の農作物はビタミンやミネラルなどの栄養素に欠けるので、それを補うサプリメントが必要なのではないか？

A　これはサプリメントメーカーがそのセールストークのためによく用いる常套手段です。

確かに、農薬を使用した今日の野菜や果物に含まれる栄養は、昔のものに比べると、栄養（特にミネラル類）が低下していることは事実です。

しかしだからといって、それが今日の文明諸国に蔓延しているガンや心臓病、脳卒中、糖尿病のような慢性病の要因ではありません。

これらの病気の元凶は、精製加工しすぎて栄養を失ってしまった炭水化物食品（穀類や砂糖）や、高脂肪・高タンパク・高コレステロールで食物繊維やファイトケミカルが全く含まれていない動物性食品などのとりすぎ、そしてミネラルを浪費するような生活（睡眠不足とタバコやアルコール）と、果物や野菜の摂取量が絶対的に不足していることにあるのです。

動物性食品をとりすぎることによって生じる大量の酸に対処するためには、アルカリ形成食品の果物・野菜の摂取量を今よりずっと増やす必要があります。多くの人がそれに気づいていないため、サプリメントメーカーの宣伝文句にうなずかされてしまっているのです。

【サプリメントより、もっともっと野菜と果物を！】

もし土地がやせてしまったことで野菜の栄養が致命的に不足しているというのであれば、ホウレンソウはホウレンソウの形をしなくなります。たとえ含まれる栄養が昔のものよりも低下していても、ホウレンソウがホウレンソウの形をしているうちは、ホウレンソウとしての栄養が、その中に含まれているわけで、私たちの健康を維持していくのに必要なファイトケミカルやビタミン、ミネラル、食物繊維などの栄養は十分に持っています。

今日若い人々の間にビタミン・ミネラル不足が目立つのは、農薬使用のアグリビジネスが果物や野菜の栄養を低下させてしまったためではなく、ビタミンやミネラルをほとんどか、全く含まない肉や魚、精製加工食品が中心の食事をし、果物や野菜の摂取量が絶対的に不足していることが原因です。

私は農作物をたっぷり食べて健康な人をいくらでも知っていますが、たっぷり食べているのに栄養不足の人というのは聞いたことがありません。

どんな果物や野菜でも、食事の中心に据えるように意識してとっている限り、栄養が不足するようなことは決してないのです。

一九四六年に比べると、卵の摂取量は三〇・五倍、牛乳・乳製品は四一・二倍、肉類は一三・七倍、魚は二倍に増加していますが、緑葉野菜は六二%に減少しています。果物は五・四倍に増えているものの、一九四六年の果物摂取量はわずか二一・九g（ミカン三分の一個分、あるいはリンゴ一六分の一個分）で、現在の摂取量が一一九・四g（グレープフルーツ二分の一個分）にすぎませんから、これでは増えているうちには入りません。

しかもこの数字は平均値で、実際のところ、果物を毎日とっている人は、成人の場合三人に一人もいないのです（二九・三％）。世界各国の果物摂取量と比較すると、日本は三八位と文明先進国の中では最下位です。ちなみにギリシャでは日本の三・六倍、アメリカでは二・七倍、韓国では一・四倍の果物を摂取しています。

繰り返しますが、栄養というと、タンパク質や脂肪、炭水化物、ビタミン、ミネラルということとしか念頭にない人が多く見受けられますが、私たちの体を健康に維持し、病気を予防していくために**何よりも必要な栄養は、第一にファイトケミカル、第二に食物繊維、そしてビタミン、ミネラル**です。

これらの栄養が豊富に含まれている食べ物で食事を構成していれば、その他の栄養は付随的に十分摂取することができ、不足するようなことは決してないということを知っておいてください。

健康の質は、一日の摂取するカロリーの中に、ファイトケミカル、食物繊維、ビタミン、ミネラルがどれだけ含まれているかで決まるのです。

【サプリメントに頼りすぎていませんか】

サプリメントブームの作今、巷にはサプリメントがあふれ、野菜不足の食事をしている人々の間で人気を集めています。しかし、サプリメントは自然丸ごとの果物や野菜の代用にはなりません。

ファイトケミカル、ビタミン、ミネラルなどは、果物や野菜、全穀類や豆類、イモ類の中に、その食べ物を体が消化・吸収・利用するのに必要な、完全なバランスを保って一つのパッケージの形で含まれているため、その一部の栄養のみが摘出された形のサプリメントで摂取しても、自然丸ごとの食べ物をとった場合のような効果は期待できないのです。

しかも、プラントフードにはサプリメントとは違って、まだ未発見のものや、抽出することができないさまざまな栄養が豊富に含まれているため、丸ごととるほうが、その食品の一部をとることよりもずっといいのです。

さらに最近では老化を遅らせるという触れ込みの、アンチエージング（老化防止）を謳う製品や健康補助食品もあふれています。

しかし今日世界の健康と長寿の研究の最先端にいる科学者たちの一致した意見は、特定のホルモンや一つの製品が、老化のプロセスを逆転させたり、はっきりとわかるほど寿命を延ばすのに役立つというようなことは決してなく、「若さの泉」を約束してくれるものは、ホモサピエンスとしての人間の体にふさわしい食事選択をし、毎日活発に体を動かし、ストレスをためないこと、というものです。つまり「セルフケア（自ら行なうケア）」こそが「若さの泉」の秘訣だということなのです。

健康や「若さの泉」が錠剤の形でビンに入って薬局やヘルスフードストアのカウンターで買うことができたら、どんなに便利でしょうか。「どんな生活をしていても大丈夫、これさえ飲んでいれば、健康で長生きできる」というようなものは、この地上に存在しません。

あらゆる手段を尽くして不老長寿の薬を求めながら、四九歳で死んでいった秦の始皇帝の例を出すまでもなく、健康はお金で買えるものではありません。個人のたゆまぬ努力と正しいライフスタイル（生活習慣）によって、自らが作り上げる財産なのです。

老化は誰も避けることはできません。しかし私たちはそのスピードをコントロールすることができます。

新幹線の「のぞみ」号や「ひかり」号のように超特急で終着駅に向かっている人もい

れば、ローカル線でゆっくりと「人生という旅」を楽しんでいる人もいます。そのスピードをコントロールしているのは自分自身だということを忘れないでください。

そのスピードが遅ければ、「人よりずっと若い」「年齢には見えない」と周りの人から言われます。逆にスピードが速い人は、「ふけて見える」と思われてしまうのです。

Q4 ヨーグルト食は長寿の秘訣ではないのか？

A ヨーグルトブームの昨今、「若さの泉」と信じてヨーグルトを食べている人にとっては、この話はショックかもしれませんが、コーカサス地方に住む人々が長寿なのは、ヨーグルトのおかげだというのは、神話にすぎないことが最近の調査から明らかになってきました。

彼らの実際の年齢は違っていたのです。この地域の五〇〇〇人以上の人の肉体的、生物学的な体力を科学的に綿密に調査した結果、一二〇歳以上と主張していた人々は、実は一〇八歳以下で、その多くは八〇歳代だったのです(*56)。

戸籍制度のないこの地方の人々の間では、徴兵を免れるため、身元を証明するのに父親や、時には祖父の名前を語るということがよく行なわれていたといいます。

たとえコーカサス地方（現在のグルジア共和国）の人々に、一二〇歳以上の長寿者はいないにしても、彼らが七〇代、八〇代でも健康であることが事実であることは、別の調査から明らかにされています。ただし、それはヨーグルトのおかげであるとはされていないのです。

長寿に貢献している要因について調査したロシアやアメリカの老化問題研究のエキスパートたちがあげている彼らの健康の理由は、禁煙、禁酒（食前に数口のワインを飲む程度）、食事は果物と野菜が中心で、七〇%は生のものを食し、動物性食品はほとんどとらないか、全くとらない、低脂肪を心がけ、バターと塩は使わない、控えめに食べ、間食はしない、戸外で活発に体を動かし、八〜一〇時間の睡眠をとる、人生を楽しみ、家族やコミュニティーの絆が強く、ストレスをためない、などがあげられています。

まさに、本書がおすすめする健康と長寿をきわめるための「セルフケアの教え」と一致しています。なお、彼らがヨーグルトを食べることは確かですが、彼らのヨーグルトは全く加熱殺菌されていない生乳から作られるものであり、今日日本で大流行しているような加熱殺菌された牛乳で作るヨーグルトとは栄養の質の点で似ても似つかないものです。

【たとえ発酵食品でも植物性食品には劣ります】

ヨーグルト、特に最近話題のプロバイオティクス（有用菌）のヨーグルトには、たとえ加熱殺菌された牛乳から作られるものであっても、腸を健康に保つ乳酸菌は豊富に含まれているので、腸を汚染させるような食事をしている人々（精製加工食品と動物性食品を主食とし、新鮮な生の果物や野菜の摂取量の少ない食習慣をしている今日の平均的な人々）にとってはある程度役立つかもしれません。

しかしナチュラル・ハイジーンが教える食生活に従えば、新鮮な生の果物や野菜、全穀類や豆類に豊富に含まれる食物繊維のおかげで、ヨーグルトの場合以上にプロバイオティクスが腸内で大量に育つため、ヨーグルトに頼る必要はないのです。

腸内環境の健康をヨーグルトに頼ると、ヨーグルトに含まれるガラクトース（乳糖の成分）のために、子宮ガンや白内障のリスクを高めることになります。そのうえ乳タンパク・カゼインや乳脂肪は乳ガンや前立腺ガン、大腸ガンほかのさまざまなガンや肥満、心臓病、慢性関節リウマチほか、ありとあらゆる病気のリスクを高めていくことになります（乳製品の弊害に関しては、拙著『子供たちは何を食べればいいのか』にくわしく述べていますので、ご覧いただければ幸いです）。

非常に多くの人々が、一部の科学者や栄養士たち、そして乳製品メーカーが作り上げた「ヨーグルト神話」を信じ込んでしまっているということに気づいていないのは、人類にとって大きな悲劇です。

Q5　ベジタリアンの食事で栄養を完全に摂取できるのか？　また完全なベジタリアンにならないと、健康にはなれないのか？

A　米国栄養協会のポジションペーパー(*57)（立場表明文書）も、アメリカ政府の「ダイエタリー・ガイドライン(*58)」も、バランスのとれたベジタリアンの食事で、体が必要な栄養は十分に摂取できるといっています。

ハーバード大学公衆衛生学部栄養学科長のウォルター・ウィレット博士、コーネル大学栄養科学部教授のコリン・キャンベル博士、ＰＣＲＭ（責任ある医療を推進する医師会）会長のニール・バーナード博士ほか、栄養と健康の分野では世界で最も権威のあるエキスパートたちが、病気予防と改善のためにベジタリアンの食事を推奨しており、世界中の数え切れないほどの研究が、彼らの言動が正しいことを証明しています。

ただし、完全なベジタリアン（ヴィーガン）は、**ビタミンB12**に関してだけ注意が必要です。このビタミンは通常腸内細菌によって作られるため、動物性食品を一切とらなくても不足するようなことはほとんどないのですが、加熱したものが多い食習慣、腸内環境汚染、薬の使用、ミネラル不足、またビタミンB12の吸収に必要な内因子の分泌が不十分などの場合は、ビタミンB12不足になることがあります。

不足すると、致命的となるずっと前に、疲労感、貧血、舌が赤く光るなどのサインが現われてきます。このためアメリカのベジタリアンの医師たちは、B12強化食品のニュートリショナル・イースト（フレーク状の酵母。（注）参照）か、またはサプリメントで補うか、あるいは定期的に血液検査をすることをすすめています。なお、新鮮な生の果物や生野菜、加熱されていない木の実や種子類だけで構成された食事で、塩や香辛料ほかの調味料を一切使用しない人々の場合は、サプリメントは不要です。

（注）**ニュートリショナル・イーストの取り扱い店**

アリサン有限会社（通信販売用名称・テングナチュラルフーズ）
〒三五〇－一二五一　埼玉県日高市高麗本郷一八五－二
TEL　〇四二九－八二－四八一二　FAX　〇四二九－八二－四八一三
Eメール：tengu@gol.com

血液検査はＢ12レベルだけを調べるのでは不十分で、尿中のメチルマロン酸（脂肪代謝の重要中間物質で、ビタミンＢ12が不足すると、その濃度が上昇する）の値もチェックする必要があります。ビタミンＢ12不足は貧血、神経障害、骨粗鬆症ばかりか、血中ホモシステイン値を上昇させ、血管壁や神経組織を傷つけ、動脈硬化、心臓病、アルツハイマー病などを引き起こします。

もちろん、完全にベジタリアンにならなかったからといって、健康になれないわけではありませんが、現在何らかの慢性病があって、不快や苦痛、薬の束から一日も早く解放されたいと心から願うのであれば、その根本原因となっているもの（動物性食品）は、少なくとも体の中が浄化されるまでの間、完全にやめるようにすべきでしょう。

【どの程度の健康を望むかは、人それぞれが決めることです】

これはあくまでも、その人自身の選択次第なのですが、慢性病の人が少しでも妥協すれば、完全な回復は遅れます。

健康を取り戻したあとは、新鮮な生の果物や野菜、木の実や種子類、豆類、全穀類を中心とした食事の中で、動物性のものをフレーバー程度に少量使うとか、ごくたまに焼肉やピザ、ウナギを食べるといった程度であれば、取り戻した健康状態を保っていくことが可能です。

つい一昔前まで、私たち日本人は、お正月やお盆、お祭り、結婚式といった、年に数度の晴れの儀式のときにはご馳走を食べましたが、普段はプラントフードの粗食をしており、ガンや心臓病、脳梗塞、糖尿病などはほとんどありませんでした。

こうした病気は、自宅に冷蔵庫があり、肉やチーズを常食するごく限られた裕福な人々にしか生じない金満病だったのです。年に数度食べる程度であれば、細胞が傷つけられて修復できないというようなトラブルは起こりません。

問題は習慣にしてしまうことです。定期的に動物性食品を食べるようになると、問題が生じてきますので、注意が必要です。

最近の研究では、肉や乳製品（牛乳、チーズなど）はチョコレートをとったときと同様、消化のプロセスで、気分をよくする脳の化学物質（ドーパミン）の放出を誘発するモルヒネ同様の物質が生じることを明らかにしています(*59)。

これらは常用癖を引き起こす薬物と似た効果を発揮するといいます。したがって、これらの食べ物を常用していると、無意識のうちにやめられなくなってしまう傾向にある

のです。(*60)

動物性食品が体に与える影響は、ひとひらの雪が小枝に与える影響と似ています。小枝にたまるひとひらの雪の重さは、全くどうということはありません。しかし、雪が何日も降り続くと、その小枝は積もった雪の重さに耐え切れなくなり、しまいには折れてしまうのです。

【「フルーツ・モーニング」から始めてみませんか】

仕事柄外食が多く、ナチュラル・ハイジーンの食生活は守れない、という人でも、**朝食を果物にする**だけで、これまでの食事の三分の一は、ヘルシーなものに改善できます。

また会食をする場合でも、自分で選択できるのであれば、意識して野菜の多いものを選ぶようにします。

人から何か言われたら、「医師の指導で特別な食事法にしているから」とか、「このところ肉を食べすぎているから、今日は軽いものにしておきたいので」と言うこともできます。あえてナチュラル・ハイジーンの理論を持ち出す必要はありません。

アメリカではステーキハウスで客を接待するときに、自分はサラダとコーンかベークドポテト、蒸したブロッコリーしかとらないという人が最近増えてきました。エスニックレストランには、野菜の料理が揃っています。イタリアン・レストランならサラダとパスタ、温野菜などがおすすめです。行きつけのお店があれば、メニューになくても、野菜の料理を頼むことも可能です。

日本のレストランのサラダ一人前は、量があまりにも少ないので、三〜四人前注文するようにしてもいいでしょう。ドレッシングやマヨネーズは別に用意してくれるように頼めば、よけいな脂肪を取り込まないようにすることもできます。

動物性食品の消化には、植物性食品に比べ、エネルギーと酵素がかなり必要です。ふだん植物性食品中心の食事をするようになると、たまに動物性食品をとった場合、消化にエネルギーや酵素が奪われるため、体力の低下をはっきりと感じるようになります。

これらを浪費することは、自分の生命力を減らしていくことだということに気づくため、たとえ時々でも、このような食べ方はしないようになります。

さらに体が浄化されてくると、動物性食品がもたらす体内汚染も気になるようになります。動物性食品は食物連鎖の頂点にあるために、環境汚染物質を大量に含んでいます。人々は果物や野菜の農薬こそが、私たちをガンに追いやる恐ろしい物質として目の敵にしていますが、私たちが体内に取り込む残留農薬の九五～九九％は動物性食品からです。日本人が食品から取り込むダイオキシンの量も、魚からは緑葉野菜の約一〇倍、果物の二〇〇倍です(＊61)。

魚にはダイオキシン、ＰＣＢ、ＤＤＴ、水銀や鉛、有害細菌、抗生物質（養殖魚の場合）も大量に含まれており、近年アメリカでは妊婦や授乳中の女性、乳幼児はマグロやサメ、ホワイトフィッシュ（サケ科の魚）、サワラ、メカジキなどは食べないように警告されています。

「たった一つしかない大切な自分の体に、有害物質は入れたくない」という気持ちになれば、ますます動物性食品を選ばなくなるようになるでしょう。

Ｑ６　血管を強く保つために、ある程度の肉を食べる必要があるのではないか？

Ａ　戦後日本で脳溢血が減少してきたのは、脳の血管を健康に保つために欠かせない脂肪を肉から摂取するようになったからであり、特に中高年者には適度の肉を毎日とる必要がある、と語る医師や栄養士が日本にはたくさんいます。

心臓病を悪化させるリスクを高める動物性の飽和脂肪が、皮肉にも脳内出血のリスクを減らすことは事実です。しかしだからといって、飽和脂肪の食事をすすめることの正当な理由にはなりません。

脳の血管をもろくしてしまう原因は、高塩分の食事がもたらす高血圧にあります。したがって、塩の摂取量を大幅に減らし、血圧をもっと下げ、脳の血管を裂けないように丈夫に保つほうが、ずっと道理にかなっています。

かつては一日一七gも摂取していた塩分の摂取量の減少とともに、脳内出血は年々減少傾向にあり、一九五〇年の脳内出血による死亡者数は脳卒中死全体の九三％を占めていたのに、今日では約四分の一（二四％）に減少しています。

逆に動物性脂肪（体を詰まらせるタイプの飽和脂肪。室温で固体となるもの）のとりすぎによって引き起こされる脳梗塞による死亡者数は、脳卒中死全体の三・二％から六一・七％と約一九・三倍にも増えているのです(*62)。

また、一九五〇年と今日の脳梗塞による死亡者数の推移を比較すると、今日は二四倍にも増えています。同様に、心不全による死亡者数は一〇・六倍も増加しています。肉を食べて脂肪を摂取し、脳内出血を減らしても、心臓病を増やしてしまっているのでは、ヘルシーなアプローチとはいえません。

【脂肪についてきちんと知ることです】

もちろん私たちの食事に脂肪は不可欠です。体に必要な脂肪は、アボカドやオリーブ、生の木の実や種子類、緑葉野菜、豆類などに豊富に含まれています。

木の実や種子類に豊富に含まれるα－リノレン酸（オメガ3脂肪酸の一種）は、脳出血ばかりか、動物性脂肪を多くとることによって生じるガン、心臓病、脳梗塞のすべてを予防するのに役立つ脂肪でもあります（二一九ページ、表4参照）。

オメガ3脂肪酸はオメガ6脂肪酸と一対四のバランスで摂取するのが理想です。植物油の使用によってオメガ6の割合が多くなると、炎症を引き起こすアラキドン酸が過剰に形成され、心臓病、脳梗塞、糖尿病、炎症性の病気、自己免疫症候群、皮膚病（発疹、湿疹）、うつ病、ガンなどの原因となるばかりか、α－リノレン酸をEPAやDHAのような鎖の連鎖が長いタイプのオメガ3脂肪酸へ転換するのが妨げられ、これらの脂肪酸の製造量が減少してしまいます。

皆さんは、魚には血液をサラサラにしたり、脳の働きを活発にしたりするのに役立つ

(表4)　脂肪の類別

	脂肪の種類	含まれている食品
とてもすばらしい脂肪	α-リノレン酸（オメガ3脂肪酸／多価不飽和脂肪酸）	フラックスシード、麻の実、緑葉野菜、クルミ、ゴマ、ダイズ
良い脂肪	オレイン酸（オメガ9脂肪酸／一価不飽和脂肪酸）	ヘーゼルナッツ、マカデミアナッツ、オリーブ、アボカド、アーモンド、カシューナッツ、ペカン、ピスタチオ、ピーナッツ
		＊オリーブ油、＊キャノーラ油
	リノール酸（オメガ6脂肪酸／多価不飽和脂肪酸）	ヒマワリの種、ダイズ、クルミ、松の実、ゴマ、ブラジルナッツ、カボチャの種、ピーナッツ
		＊紅花油、＊ヒマワリ油、＊綿実油、＊ダイズ油、＊コーン油、＊ゴマ油
悪い脂肪	飽和脂肪	＊肉、＊乳製品、＊魚、＊牛脂、＊豚脂（ラード）、＊ヤシ油、＊パーム油
キラー脂肪	トランス脂肪	＊水素添加油、＊マーガリン、＊ショートニング

（注）植物油は食品の中に含まれているものから摂取するのが望ましく、液体の「油」という製品になっているものは、ナチュラル・ハイジーンではすすめていません。室温で液体の油は、すでに抽出された一〇〇％脂肪の油なので、「すばらしい油」とはいえないことになります。

＊印はヘルシー食品とは言えないものです

資料:「Killer Fats and Acrylamid:Some Vegan Foods May be Damaging Our Health」(Michael Gregar, M.D.:Vegetarian Summerfest Conference 2003)、ならびに「Eat to Live」(Joel Fuhrman,M.D.)をもとに著者が作成。

ＥＰＡやＤＨＡが豊富に含まれるということをよく耳にしていると思います。しかし、これらは私たちの体の中でもα－リノレン酸から合成できるため、必須脂肪酸ではありません。

魚は食物連鎖の頂点にあって、有害な環境汚染物質を大量に含んでいることや、肉同様にコレステロールが多いことを考慮すると、ヘルシーなオメガ３源とは言えないのです。

Q7　○○と△△ではどちらを食べたほうがいいのか？

A　「ＡとＢのどちらがいいのか」という、こうした質問をよく受けますが、本書でおすすめしている食べ方は、中高年の皆さんが超健康をきわめて、第二の人生を幸せに過ごすのに役立つツール（一つの手段）であって、決して厳格なルール（決まり）ではありません。

「あれもだめ、これもだめで、好きなものがみんな食べられなくなってしまった」「元気で長生きするということは、窮屈で大変なことだ」といった悲観的な気持ちに陥ったり、本書でご紹介しているレシピのとおりに食べないと超健康にはなれない、などとは決して思わないでください。

自分の食べるものを決めるのは、皆さん自身です。

【情報をどのように活用するかは、あなた自身の選択です】

ステーキやウナギ、バースデーケーキを出されたときに、どうするかを決めるのもあなた自身です。私の仕事は、体にふさわしい食べ物とふさわしくない食べ物について、真実の情報を提供することです。その情報をどう活用するかは、皆さんの自由です。どこまで健康になりたいのか（現在のままでいいのか、もっと健康になりたいのか、さらにその上のウルトラ・スーパーヘルスを極めたいのか）、それを決定するのは皆さん自身の意志です。

私の提案は、引き算のライフスタイルではなく、足し算のライフスタイルです。これまでの食生活の中に、もっともっと自然丸ごとのホールフードを加えること、それだけです。すなわち、果物と野菜、そして精製されていない穀物や豆類の摂取量を意識して増やすようにするということです。

そうすればこれまでしてきたような、体にふさわしくない食べ物の摂取量がおのずと少なくなっていきます。だからといって、決してひもじい思いや満たされない思いに、終始とりつかれているということもありません。好きなものが完全に禁じられているわけではないのです。現在、命にかかわるような慢性の病気に苦しんでいる場合は別ですが、普通の生活をしている人は、たまに体にふさわしくないものを食べたからといって、致命的なことにはなりません。

ホモサピエンスとしての私たちの体にふさわしい食べ物に慣れてくると、たまにでも、消化のために体のエネルギーを大量に必要としたり、体を有害物質で汚染させたり、傷つけたりするような食べ物を食べたあとは、眠気や疲労、二日酔いのような不快感を感じるようになるため、このような食べ物は意識しなくても体のほうが敬遠して、おのずと食べる量が減っていくようになります。

ですから、私のおすすめすることは、「これを食べなければだめ」「あれは食べてはいけない」「こっちよりあっちのほうがいい」というようなものではなく、「自然と調和して暮らすこと」の提案です。

第三部

食生活実践編

おいしく食べて、元気に暮らす

第三部では、このナチュラル・ハイジーンの理論に基づいた具体的なメニューとレシピをご紹介します。これに従うだけで、皆さんはすばらしくスリムで超健康《スーパーヘルシー》な体へと変身していく劇的な体験をすることになります。

もちろん、非常に多くの人にとって、これまで長年の間行なってきた食生活を、一晩のうちにナチュラル・ハイジーンに変えることは、そう容易なことではありません。

ですから皆さんが無理なくこの食事プログラムを続けていくことができるように、ナチュラル・ハイジーンの原則からすると、かなり妥協したものまで入れて、幅広い選択肢を設けていますので、皆さんのできる範囲で進めていくようにしてください。

なお、現在深刻な病気があり、不快な症状から完全に解放され、一日も早く健康になりたいと願っている人は、ここでご紹介するメニューに忠実に従うことをおすすめします。まずこのメニューを始める前に、必ず「9つの心得」を読んでから実践に移してください。

第7章
「食生活革命」実践のための「9つの心得」

体に関する知恵と理解によってのみ、
私たちは病気や痛みをコントロールできるようになる。
そうすれば私たちは人類の重荷をも減らすことができる。

ウィリアム・J・メイヨー（医学博士、メイヨー・クリニック創設者）

①自分自身との間に「三週間協定」を結ぶ

スリムで健康な体、それはあなたの手の届くところにあるゴールです。決してむずかしいことではありません。

あなたの体の中には、健康な体に生まれ変わる能力がもともと備わっているのです。あなたがしなければならないことは、体がその能力を発揮するのを妨げないこと、ただそれだけです。

それには、この「食事プログラム」を忠実に守るだけで十分です。新しい食事法に慣れるまで、初めのうちはちょっと努力がいるかもしれませんが、少なくとも**二一日間続けてみてください。**

ベンジャミン・フランクリンは、「どんなことであれ、二一日間続ければ、それを習慣にすることができる。一日でも飛ばしたら、また初めから二一日間のサイクルをやり直さなければならない」と言っています。

どんなことであれ、慣れ親しんだ習慣を変えるには、かなりの抵抗があり、非常に大きな努力がいるものですが、二一日間繰り返し行なえば、それは毎日の歯磨きのように習慣とすることができます。

行動心理学者たちも、私たちが、ある行動を習慣として受け入れるまでには、二一日間連続してその行動を繰り返す必要があると考えており、アメリカでは、アルコールやニコチン、麻薬などの中毒患者を矯正するにも、よくこの方法が用いられます。

ワシントンに本部を置くPCRM（責任ある医療を推進する医師会）の会長、ニール・バーナード博士によれば、人間の舌にある味蕾《みらい》細胞（味覚を感じるところ）は、二一日間の周期で入れ替わるので、二一日間嗜好品や動物性食品、ジャンクフードをやめていれば、細胞組織が入れ替わり、これまでおいしいと感じていたものが、おいしいとは思えなくなるといいます。

たとえば二一日間毎日新鮮な果物や野菜、木の実や種子類などの自然なものを食べ続けたあとで、肉やスナック菓子、チョコレート、キャンディーなどを食べても、これまでのようにおいしいとは思えなくなるのです。また、二一日間玄米や全粒粉のパンを食べたあとで、精製された白米や白いパンを食べると、カスを食べているようでおいしく感じません。

それは味蕾細胞が入れ替わり、二一日間とり続けた新しい味覚をおいしく感じるように、味覚がリセットされたからです。しかし一日でも中断すると、リセットのプロセスを初めからやり直さなければならなくなります。

【二一日間でこんなに変わる、体と暮らし】

この食事プログラムに二一日間忠実に従うと、それが習慣になるばかりか、たとえ現在の体型や健康状態がどんなものであろうと、信じられないほどすばらしい変身を体験し始めるようになるはずです。

これからの二一日間皆さんは、自分の体の中にあるめざましいヒーリングの力を目撃することになるでしょう。それはあなたが体にチャンスを与えてあげたために、長いこと体の中で眠っていた自己修復力や自己治癒力が目覚め、爆発するからです。

これまでなんとしても落ちなかった体重がいとも簡単に落ちていくことに、きっとワクワクするに違いありません。同時に鼻詰まりやアレルギー（花粉症、喘息、皮膚のトラブルなど）、頭痛、体の各所の痛みなどが消えていきます。

食事のあとによく悩まされていた胃のつかえや胸焼け、不快感、便秘もなくなります。これらの不快感を抑えるための薬は一切いらなくなるでしょう。

体重、血圧、血糖値、コレステロール値、中性脂肪値などの数値も、このプログラムを始める前と二一日後とでは、はっきりとその違いを数字で確認できることでしょう。

このプログラムに忠実に従えば従うほど、結果は確実に現われてきます。二一日後に現われた結果を見ると、皆さんはきっと、あと二一日間続けてみたくなるに違いありません。四二日後の結果は、さらにめざましいはずです。

いい結果が現われてくると、人間は欲が出てきて、もっとやってみたらもっとすばらしいことが起こるに違いないという期待を持つようになり、やがてこのプログラムがあなたの生き方の一部（習慣）となるでしょう。

ひもじい思いやカロリー計算などしなくても、よけいな体重がいとも簡単にとれていき、これまでのように、疲れが翌日に残ったり、不快な症状に苦しむことなく、エネルギーが体中から満ちあふれてくるのを感じるようになります。

このプログラムをあなたの習慣にしてしまえば、亡くなる前の六・九年間は病気で暮らすという、あなたの周りにいる平均的日本人のような惨めな老後は送らなくてすむようになります。

人生の最後の数年間を、病院通いや病院のベッドで過ごすのが日課であるような惨めな人生を送りたくなかったら、今日から**このプログラムを二一日間試してみてください。**そうすれば、**あなたの人生は確実に変わります。**

あなたが選択して口に運ぶものが、あなたの健康状態のすべてを決めてしまうといっ

ても過言ではないということを忘れないでください。あなたがどのように年をとってい
くかは、あなたの選択次第なのですから。

②食べるために生きるのか、生きるために食べるのか

非常に多くの人が食べることを生きがいにしています。今日、食はエンターテインメントとなり、日本人のレクリエーションの第一位は外食になっています。

しかし、食べることの本来の目的はサバイバル、生きるためのものだったはずです。にもかかわらず、食文化の発達とともに、食事と社交が密接に絡み合うようになってしまったため、多くの人々が、「人間はサバイバルのために食べるのだ」という本来の目的を忘れてしまっているのです。

これらの人々にとって、食べることの目的は、流行の食べ物を食べることであったり、有名レストランを品定めすることであったり、怒りやストレスなどの解消のためであったり、満たされない心の隙間を埋めるためであったり、退屈しのぎであったり、とさまざまです。

食べることの究極の目的は唯一、細胞の一つ一つに栄養を与え、エネルギーを作り出し、組織を健康に保つ、というサバイバルのためです。私たちは**「生きるために食べるのだ」**と

いうことを忘れないでください。

常に**空腹のときにだけ食べる**ようにします。お腹がすいていなくても食べるのは、消化器官に負担をかけ、貴重な酵素やエネルギーを浪費し、組織を詰まらせ、肥満や病気のもとを作っていくことになります。

食事と食事の間を十分にとり、消化が十分に行なわれるようにします。果物はおよそ二〇分で胃から出て行きますが、デンプン食品は二～四時間、タンパク質食品は四～六時間、これらを組み合わせた食事では八時間以上の間隔が必要です。

③よく噛み、食べすぎない

食べたものから栄養を最大限に効率よく引き出し、利用するために、最も考慮すべき点は、「よく噛むこと」と「食べすぎないこと」です。

文明国に住む人々の食事時間はあまりにも短すぎます。それはよく噛んでいないことを物語っています。よく噛まずに飲み込んでしまった食べ物は、完全に消化されません。すなわち、いくら食べても体の細胞に栄養を与えてあげることができないのです。

栄養摂取（nutrition）で最も重要なのは、今日日本の栄養士たちが行なっているような、栄養がどれだけ含まれている食べ物をどれだけ摂取するかではなく、食べたものの中から**あなたの体がどれだけの栄養を消化・吸収・利用できるか**という点にあります。

加熱食品はよく嚙まずに飲み込む傾向があります。穀類やイモ類のようなデンプン食品は、口の中でよく嚙まずに飲み込んでしまうと、唾液と十分に混ざらないため、その先の消化が完全に行なわれなくなります。唾液の中にはデンプン分解酵素プチアリン（唾液アミラーゼ）が含まれているのですが、それが十分に活用されないからです。

タンパク質も、よく嚙んで細かくしてから飲み込まないと、大きな塊を胃で十分に分解することができないまま腸に送り込まれてしまいます。

胃で正しい消化が行なわれなかった食べ物は、腸に送られても、きちんと消化されて栄養として吸収されることができないのです。未消化の物質は腸内で腐敗発酵し、腸内環境を汚染して、病気のもとをこしらえていくことになります。

消化は口から始まるのです。ゆっくりと食べ、嚙むことに時間をかけてください。

【腹七分目にするコツ】

脳が十分に食べたことを感知するまでには、およそ二〇～三〇分が必要です。それ以前に食べ終わってしまうと、脳に満腹感のサインが届くよりもずっと前に、必要以上の量を食べすぎてしまうことになります。「よく嚙まない↓食べすぎ↓肥満や病気↓寿命を縮める」という過程を忘れないでください。

過去六〇年以上にわたって行なわれている数々の研究が、マイクロ（微量）栄養素と食物繊維に富む低カロリーの食事（新鮮な果物や野菜、未精製の全穀類、豆類など）は、お腹を満たしてくれ、食べすぎを防ぎ、寿命を延ばすことを証明しています。

どんな動物実験でも、カロリー摂取量を三〇％減らすと（ただしマイクロ（微量）栄養素と食物繊維は豊富に含まれる）、およそ五〇％長生きしています。そればかりか、若さとエネルギーに満ちあふれ、慢性の退行性疾患もほとんど生じないのです。

さらにすごいことに、年をとってからカロリー制限を始めても、**寿命を延ばす効果はすぐに現われる**ということもわかってきました。

エージング（老化）研究のスペシャリストたちは、このことは私たち人類にも当てはまるといっています。世界の長寿民族は、いずれも低カロリー（一二〇〇～一九〇〇キロカロリー）、低タンパク、低脂肪の食事をしており、ガンや心臓病、脳卒中、糖尿病はほとんどありません。

長寿者の多い沖縄もその例に漏れず、日本のほかの地域の人々よりも、摂取カロリー量が二〇％少ないのです。アメリカでは一〇〇歳以上生きている人々の平均摂取カロリーは、男性が一日一三〇〇キロカロリー、女性が一一〇〇キロカロリーだといいます。ちなみに日本人の平均摂取カロリー量は二〇〇〇キロカロリーです。

中高年の皆さんも今からカロリー制限をすることで、寿命を延ばすことができるのです。腹七分目を心がけましょう。新鮮な生の果物や野菜でお腹をいっぱいにすると、意識していなくても自然にカロリー摂取量を三〇％抑えることができます。

【入れ歯を作ってしっかり噛む】

特に中高年になると、歯が弱くなるために、柔らかいものだけを選んで食べるようになり、よく噛まないために、顎の筋肉をあまり動かさなくなる傾向があります。

噛まないと顎や口の周りの筋肉が動かないために、その周辺に老化のサインであるシワがますます増えてきます。歯茎も噛む運動をしないために、栄養や酸素が十分に与えられなくなり、ますます衰え、歯周病になり、歯を支えていくのがむずかしくなり、歯を失うという悲劇を作り出すことになります。

歯が悪い人は、食べ物がしっかり噛めるように、体に合った入れ歯を作ることが健康の基本だということを忘れないでください。

結局あなたが口に運んだものが、どれだけよく消化・吸収・利用されているかということの結果が、あなたの健康状態となって現われているのですから、まず食べ物をきちんと噛んで、体が消化しやすい状態にして取り入れるということは、健康作りの第一歩なのです。

④「植物性で加工なし」、そして「正しい食べ合わせ」を守る

超健康革命の食事はプラントベースのホールフード、つまり、植物性食品中心で、人工的に加工されていない自然丸ごとの食べ物で構成されています。

「フィットネスの父」と呼ばれ、六〇年余りの間、体にふさわしい食事とエクササイズの重要性を説いて世界各地で講演活動を行なっているジャック・ラレーン（現在九〇歳）は、「もし人間がこしらえたものだったら、食べないほうがいい」と言っています。人間の体にとって生物学的に最もふさわしい食べ物は、自然界にあるものです。

それは、新鮮な果物、野菜、精製されていない穀物、イモ類、豆類、スプラウツ（豆や種

子類、穀類を発芽させたもの）などです。木の実や種子類、アボカドなどは果物に分類され、海藻やキノコ類などは野菜の範疇に入ります。

これらの食べ物を**「正しい組み合わせ」**で食べます。でたらめな組み合わせで食べると、消化は完全に行なわれず、動物性食品は腐り、デンプン質食品や果物は発酵してしまいます。体温は摂氏三六度前後ですから、一緒にとると、消化器官の中を真夏の炎天下に放置された台所のゴミバケツ同様にしてしまいます。

基本は**果物は単独で食べる**こと、**動物性食品をとるときは、デンプン質食品と食べ合わせない**こと、この二つです（くわしくは拙著『常識破りの超健康革命』をご覧ください）。

もし動物性食品をとる場合は、ご飯やパン、イモ類のようなデンプン質食品（炭水化物）とは食べ合わせません。必ずたくさんの緑のサラダ野菜とともに食べるようにします。

果物は一般的に行なわれているように、食後のデザートにするようなことはせず、胃が空っぽのときに、単独で食べます（例外として、レタスやセロリ、キュウリ、白菜などの水分の多い野菜は一緒に食べ合わせることができます）。

また、木の実や種子類は果物と一緒にとっても問題ありませんが、消化力の弱い人は加減してください。

スイカやメロン類はほかのどんな果物よりも早く胃を通過していきますので、ほかの果物とは一緒に食べず、必ず単独で食べるようにします。スイカとメロンを食べ合わせるのは大丈夫です。なお、スイカには塩をかけないようにしてください。

【肉、魚の食べ方】

動物性食品についてですが、長年食べ続けてきたものをすっぱりやめてしまうことなどできないという人も多いと思います。

動物性食品は私たちの健康にとっては必需品ではありませんし、とらないほうがずっとスリムで健康に長生きすることができますが、それでも食べたいという人は、最低限の量（総カロリー摂取量の四～五％以下）に抑えます。

二〇〇〇キロカロリーの場合、イワシかサバの刺身、または焼いたサケ、和牛ヒレ肉や豚モモ肉（いずれも脂身なし）では、およそ五〇g、アジやサケ、マグロの刺身、または鶏肉（皮・脂肪なし）では八〇g程度です。

動物性食品や精製加工食品のような栄養価の低い（カロリーあたりに含まれるマイクロ（微量）栄養素〈ファイトケミカル、ビタミン、ミネラル、食物繊維など〉の量が少ない）食品の摂取量が増えれば増えるほど、緑の野菜や果物のような栄養価の高い食品の摂取量は減っていきます。

その結果、飽和脂肪やコレステロールほかの有害物質を取り込み、体を詰まらせ、生活習慣病を引き起こすリスクを高めていくことになってしまう、ということを忘れないでください。

肉はオーガニックのものを選ぶこと、**魚は養殖魚を避けて、天然の青魚を選ぶ**ようにします。肉より魚のほうがヘルシーな選択です。

食べ方としては、フレーバー（風味）やだしをとる目的で用いるようにするか、時々（週に一～二度以下）、五〇～八〇gの魚を**お刺身でとる**方法をおすすめします。

お刺身で食べると、酵素が失われていませんので、お刺身の消化に私たちの体内にある貴重な消化酵素が奪われていくのを避けることができるからです。

また、加熱していないため、タンパク質の凝固を防ぐことができます（タンパク質を加熱すると凝固してしまうことは、加熱した卵白を思い出せばよくわかります）。酵素抵抗連鎖結合を引き起こさずにすみ、タンパク質を効率よく分解・消化・利用することができます。

こうすれば、腸の中で未消化のタンパク質が腐敗したり、タンパク質の破片が腸壁から吸収されて血液循環に入り、アレルギーや慢性関節リウマチ、狼瘡《ろうそう》などといった自己免疫症候群のトラブルを起こすことも避けられます。

お刺身の次におすすめできるのが**寄せ鍋**です。魚介類はだしをとる目的で使い、白菜やネギ、キノコ類、海藻類、春菊、大根、ニンジンなどの温野菜をふんだんにとる方法の一つとしては悪くありません。

ただし醬油や味噌を使うため、塩分のとりすぎに注意が必要です（塩やほかの調味料については二四九ページで、さらにくわしくお話しします）。

なお現在、ガンや心臓病、脳卒中、糖尿病、慢性関節リウマチ、骨粗鬆症《こつそしょうしょう》のような慢性疾患のトラブルがある人は、状態が改善されるまで、動物性食品はとるべきではありません。

日本の医師たちの九九％以上は最新の栄養学を治療に用いていないため、このような指導を患者にしていないことが、生活習慣病の激増を助長する大きな原因の一つといってても過言ではありません。

欧米の栄養学に基づくアプローチで代替医療を行なっている医師たちは、このような慢性疾患の患者には、植物性食品だけの食事をすすめています。これらの病気はプラントベースの食事だけですばらしく改善させることができるからです。

【オーガニックは予算に応じて】

食品を選ぶときは、もちろんオーガニックのものがベストです。

理由はまず、農薬を取り込まなくてすむばかりか、農薬を使用したものよりも、ガンや心臓病と闘ってくれる化学物質ファイトケミカル（特にフラボノイド類）やミネラル類が多く、ガンの要因となる硝酸の含有量が少ないからです。

殺虫剤や除草剤は、植物が害虫や紫外線の害から自らを守るばかりか、私たち人類のさまざまな病気の予防・改善に役立つフラボノイド類の製造を妨げてしまうのです。

どんな生き物（動植物）も、その体内からオーラを放出していますが、オーガニックの農作物は、農薬を使用したものと比べると、そこから放出されるオーラのルミネセンス（エネルギーとして放射される現象）が、ずっと力強く、均整がとれています。

オーガニック食品は私たちの体に、よりたくさんの生体エネルギーを与えてくれるのです。

オーガニックの農作物の唯一の難点は値段が高いことです。「自分の健康は自分で守る」という意識が日本人よりずっと高い傾向にあるアメリカでは、需要に応じて、いつでもどこでも、比較的手頃な値段でオーガニック食品を求めることができますが、日本では、まだまだオーガニック食品の価格が高く、一般庶民が毎日たくさん利用するとなると、かなり経済的に負担がかかります。

ですから、皆さんの予算に応じて利用するようにしてください。たとえ、オーガニックの野菜や果物を利用しなくても、ここでご紹介するような食べ方をしていけば、皆さんは普通の食べ方をしている人々よりもずっとたくさんのファイトケミカルや酵素、食物繊維を摂取することができます。

さらに、体に取り込む有害物質を少なくすることができるだけでなく、肝臓を健康に保つことができるため、取り込んでしまった有害物質の解毒も容易に行なうことができます。

たとえ非オーガニック作物でも、毎日豊富にとることは、農薬の害を恐れて摂取しないという選択より、ずっとあなたの健康のために良いのです。

なお、農薬は加熱すると、化学変化を生じるため、体内で処理していくことがさらに大変になります。こういう点からも、野菜を生でとることの有用性があるわけです。

⑤「生きているもの」を豊富にとる

本書の食事プログラムでは**食事の主役は、新鮮な生の果物や野菜などの「生きている食べ物」**です。できる限り「生きているもの」を豊富にとるようにします。

食事の七五〜八〇％を生きたもの、つまり生のものにする食べ方は、低カロリーでありながら、高栄養を最も効率よく豊富に取り入れることができるため、老化のスピードを遅らせ、無尽蔵と思われるエネルギーを与えてくれ、精神的にも充実させてくれることを多くの研究が示しています(*63)。

加熱すると、食べ物の成分が分子レベルで変化を起こし、タンパク質の五〇％、吸収可能なビタミン・ミネラルのおよそ五〇〜九七％、ビタミンB12の九六％、カロチノイド系を除くファイトケミカルのほとんど、酵素の一〇〇％は凝固または破壊され、バイオアベイラビリティー（生物学的利用能）を失ってしまいます(*64)。

言い換えれば、生のものが多い食事をしていれば、加熱したものがほとんどの「平均的な日本の食事」の半分以下の量で同量の栄養を摂取できるのです。

生きている食べ物は消化や栄養吸収のプロセスで、酵素やホルモン、体のエネルギーを半分に節約でき、代謝のプロセスで生じる活性酸素の量も半分に抑えることができます。

「生命力を失った食べ物で消化器官の中を汚染するようなことがない」「フリーラジカル、アクロレインやアクリルアミド、ヘテロサイクリックアミン、ニトロソアミン、ニトロベンゼン、ニトロピレンほかの発ガン性物質の発生を防げる」「白血球細胞の数の急激な増加が生じない」「老化を予防する」などのメリットも生まれます。

生きている食べ物を重視するナチュラル・ハイジーンの食事プログラムは、ただのベジタリアン・ダイエットやマクロビオティック・ダイエット、あるいは最近注目されている「粗食のすすめ」とは全く違うのです。慢性病の克服、永久減量や超健康《スーパーヘルス》、長寿をめざす人にとっては、理想的な食事法といえます。

世界のハイジニスト（ナチュラル・ハイジーンの実践者）たちのなかには、一〇〇％生の食事をしている人々もかなりいます。彼らは加熱食品をとるハイジニストたちよりも、さらに一ランク上の、ウルトラ・スーパーヘルスを享受しています。

【加熱料理より先にサラダを食べてしまう】

ついでですが、加熱調理したものをとるときに注意したいことが二つあります。それは**食べすぎない**ことと、**安全な調理器具を使う**ことです。

加熱調理したものは、口当たりがいいために、たいていの場合食べすぎる傾向があります。食べすぎないように注意してください。

まずは大盛りのサラダを先に食べることを心がけます。そうすれば加熱調理したものを食べすぎずにすみます。また、加熱調理したものをたくさん食べてしまって、サラダが入らないということがなくなります。

【電子レンジは栄養も健康も破壊する】

安全な調理器具についてですが、電子レンジはいくら便利であっても、あなたの健康を破壊してしまう、この世で最も危険な調理器具ですから使わないようにしてください。

電子レンジとは、低エネルギーの放射線を放出する箱のことです。英語で電子レンジのことを「マイクロウェーブ・オーブン」といいます。マイクロウェーブは、超短波で低レベルの放射線です。

電子レンジは、電磁波がその振動によって摩擦を起こし熱を作り出す調理器具ですが、扉や密封材から放射線が漏れ出すため非常に危険です。食品に含まれる栄養を大量に破壊するばかりか、あなたの体を内側からも外側からも細胞レベルで傷つけ、その累積的な影響が、血液の質の低下（ヘモグロビン値の減少、白血球の数の上昇など）、免疫力の低下、ガン細胞形成、脳神経障害、ホルモンバランスの崩壊、コレステロール値の上昇ほか、さまざまな形であなたの健康を脅かしていく危険な道具です（*65）。

電子レンジで調理した野菜はファイトケミカル（フラボノイド）を九七％も失ってしまいます。ゆでた場合は六六％、圧力釜では四七％、蒸した場合には一一％しか失われません（*66）。

さらに食品の分子構造に著しい変化を起こすため、含まれるビタミンB複合、C、E、必須ミネラル、必須脂肪酸などの栄養価値も六〇～九〇％低下してしまいます。

酵素が完全に破壊されてしまうため、たとえビタミンやミネラルが存在していても、体はこれらを栄養として利用することはできません。発ガン性のフリーラジカル（活性酸素）も大量に形成されます。

さらに、ラップ材や紙皿からも、発ガン性の有害物質が放出され、食品に混入していきます。水でさえも「チン」されると、分子構造が変えられてしまうため、この水で穀物を発芽させようとしても、穀物は発芽しないといいます。

栄養が失われるばかりか、電子レンジの電磁波は食品の中に放射線分解化合物と呼ばれる自然界には見られない異常な核融合物質を形成します。この物質が私たちの細胞の遺伝子に与える影響が、私たちの子孫たちにどのように現われるかはまだわかっていません。

その意味では、私たちは、電子レンジが引き起こす害について人体実験を行なっているようなものなのですが、業界のロビー活動（利益を誘導するため、政党・議員・官僚に働きかけること）が盛んなために、政府は取り締まれない状況にあります。

私たちは、自分の健康は自分で守らねばなりません。電子レンジの害について、政府はあなたの健康を守るために正しい情報を国民に提供するようなことはしてくれないのです。

利便性と、自分や家族の健康のどちらを優先するか、消費者である私たちは、主体性を持って考えるべきです。食品を加熱するときは、軽く蒸す、または弱火にかけた鍋の中で煮込むなどの方法がベストです。ちなみに、ゆでるとゆで汁の中に栄養が失われてしまいます。

【アルミニウムの弊害】

皆さんがもしアルミニウムの調理器具を使っているようでしたら、ステンレス製かガラス製のものに買い換えることをおすすめします。アルミニウムは老人性痴呆症と密接に関係しているからです。

テレビの料理番組で、料理研究家や管理栄養士の肩書きのある人が、アルミ製の鍋を使って「体に良い食べ物」などと称して料理指導をしていたり、たいていのレストランの厨房で（四ツ星、五ツ星レストランは別として）、いまだにアルミニウムの調理器具が使われているのを見ることは悲しいことです。外食は最低限にとどめ、たとえ外食したときでも、できるだけ生のものを注文したほうが賢明です。

ついでですが、圧力鍋も食品の栄養を失う量が多いので、おすすめしません。豆料理やスープなどの煮込み料理をするときは、時間をかけて「スローフード」のコンセプトで用意するに限ります。

⑥お皿の上に「虹」を作る

食事をするときは、いつもお皿の上で「虹」を作ることをイメージしてください。カラフルな食べ物を用意すると、そのさまざまな色素の中に含まれている異なったファイトケミカルたちが、私たちの体を病気から守り、健康を維持していくのに役立ってくれます。

いろいろな色の果物や野菜をたくさん食べれば食べるほど、私たちは体を守る防衛力のなかに、病気と闘ってくれるファイトケミカルをたくさん補充していくことができるのです。ですから、ナチュラル・ハイジーンの食事では、いつも「虹」をお皿の上に描くことを目標とします。

イチゴやスイカの赤、オレンジやミカンなどのオレンジ色、グレープフルーツの黄色、キウイやメロン、アボカドなどの緑、ブルーベリーやプルーンの青紫などを朝食にするといいでしょう。

昼食や夕食では、葉もの野菜（いろいろなレタス類やミズナ、ホウレンソウ、小松菜、モロヘイヤ、トウミョウ、ケール、ターツァイ、チンゲン菜、春菊、白菜、カブや大根の葉、アシタバ、セリ、ミツバなど）の濃い緑、キャベツやキュウリ、セロリ、ゴーヤの薄緑、ニンジンやカボチャのようなオレンジ、コーンやズッキーニ、黄色いパプリカなどの黄色、トマトや赤カブ、赤ピーマンのような赤、ナスの藍色、レッドキャベツや赤タマネギ、ビーツの紫などを使ってみてください。

お皿の上に「虹」を作れば、あなたは、ファイトケミカルばかりか、酵素、ミネラル、ビタミン、食物繊維など、超健康と長寿のための重要な要素をすべて取り込むことができます。

毎食時、虹の色を揃えることは無理かもしれませんが、一日にとる食べ物を合わせた色が一つの虹になることを目標にしてください。

野菜は生のままでサラダやジュースにしてたっぷりとり、さらに加えて温野菜やスープやお味噌汁としても食べられます。とにかくたくさんとるようにしてください。

日本の政府が推進する「健康日本21」の野菜摂取量の目標は、一日三五〇gですが、超健康をめざすのであれば、最低その二倍は必要です。皆さんが知っているサラダ一人前の量は、ナチュラル・ハイジーンのすすめるサラダ一人前の五分の一にもなりません。

⑦調味料（塩、砂糖、醤油、油など）は極力使わない

調味料が必要になるのは、自然界にある食べ物を、加熱や加工してしまうことで、本来の

自然のおいしい味や香りを失わせてしまうからです。

ナチュラル・ハイジーンの食事選択の基本は、「そのままおいしく食べることができるか」というものです。

ナチュラル・ハイジーンの基本原則では塩や砂糖、醤油、油などの調味料はすすめていません。それは「私たちの体に必要な栄養は、新鮮な生の野菜や果物から、おいしく、しかも豊富に摂取することができる」ためと、これらの「調味料を使うことによってもたらされるさまざまな弊害を避ける」ためです。

糖分は果物の中にベストの形で含まれています。新鮮な生の野菜は塩（ナトリウム塩、カリウム塩、マグネシウム塩など、さまざまなミネラル塩）の宝庫です。

脂肪でさえも、植物（果物、木の実や種子類、野菜、全穀類、豆類などのホールフード）の中に、私たちの体内では合成できない必須脂肪酸の形で豊富に含まれています。

フラックスシード（亜麻仁《あまに》）や緑葉野菜、クルミなどはα－リノレン酸の、そしてオリーブやアボカドはオレイン酸の宝庫です。リノール酸も豆や木の実、ゴマなどに豊富に含まれています。あえて摘出油（植物油）からとる必要はないのです。

また、最近注目されているＥＰＡ（エイコサペンタエン酸）やＤＨＡ（ドコサヘキサエン酸）は、すでにお話ししたように、α－リノレン酸を摂取することによって体内で合成できます。

本書を読んで、塩が細胞にとって危険な物質であることを知ったとしても、皆さんが一日三食、三六五日、五〇年も六〇年も毎日一三・五g以上の塩を使っている平均的な日本人でしたら、（今日から突然減塩食をめざそうとしても）塩けが足りない食事では「おいしい」とは感じないに違いありません。

実は、一四年前初めてナチュラル・ハイジーンのレシピに従ったドレッシングを作ったときの私が、そうだったのです。

それは人間の味覚は常に比較によって味を判断しているからです。いつも食べ続けてきたものよりも味が薄いと、少しもおいしいとは思えません。

ただし、初めのうちは何の味もしないと思っているものでも、しばらく続けていくと、その味に慣れてきます。しばらくして以前の濃い味付けのものを口にすると、なんと塩分の濃い食事をしていたのだろうか、とびっくりすることになります。

今日では私は、塩を使ったものを口に入れると、舌がヒリヒリと痛みます。「塩は細胞の原形質を傷つける」というナチュラル・ハイジーンの教えを身にしみて感じるのです。

先にお話ししたように、新しい味付けに慣れるまでに、およそ三週間（二一日間）が必要です。味覚を感じる細胞（味蕾細胞）は、三週間ごとに入れ替わっていくからです。言い換えれば、三週間、薄味を我慢すれば、その味覚をあなたの習慣にすることができるということです。

【初めはこうして塩分控えめに】

この初めの三週間の間、塩分控えめの食事でもエンジョイできる良い方法があります。それは、**塩や醤油を使った食べ物（漬け物や野菜の煮物）を、サラダと混ぜてしまう**ことです。

こうすれば、漬け物がサラダの味をずっと引き立ててくれたり、煮物の煮汁がドレッシングの代わりをしてくれますので、ほかにドレッシングを用意する必要がなくなるのです。

漬け物や煮汁の味で、サラダがおいしく、たくさん食べられます。これでサラダドレッシングに使っていた塩分を完全にカットすることができます。さらに、油を含まないため摂取カロリー量も信じられないほど減らすことができます。

これまでのように、ほんのカップ一杯ほどの野菜（二〇キロカロリーにも満たない量）に、マヨネーズやドレッシングを大さじ二杯もかけていたのでは、スリムでヘルシーになるためにと期待して食べるサラダも、実はマヨネーズやドレッシングから、その一〇倍もの高カロリーをとってしまっていたことになるのです。

現在皆さんの多くは、サラダはサラダで食べ（たとえ少量でも食べる場合）、それには自分の舌が満足できるような塩分が入っているマヨネーズかドレッシングをかけ、それとは別に塩漬けや漬け物、さらに醤油や砂糖、塩で味付けした野菜の煮物を食べていることでしょう。

そのほかにも肉か魚のおかずと、さらに味噌汁がつく食事では、一回の食事でとる食塩の合計は優に四～六gになってしまっているはずです。

それを一日三回繰り返すと、一日にとる食塩の合計は軽く一二～一八gにもなります。これは米国政府のおすすめ摂取量の約三～五倍にもなります。

和食は塩分摂取量が多くなる食事です。『粗食のすすめ』（東洋経済新報社刊）の和食のサンプルメニュー、焼き魚定食【ご飯、味噌汁（ナメコ、豆腐）、漬け物、キュウリの酢の物（ワカメ、しらす干し）、生鮭の塩焼き（大根おろし）】に含まれる塩分は六・

四gで、洋食メニューのポークソテー定食【ロールパン（二個）、コーンスープ、ポークソテー（ケチャップソース）、キャベツの千切り（一カップほど）、トマト（1/3個）、レタス（丸いレタスの葉一～二枚）】の塩分は四gです。

和食は塩分が洋食よりも平均して六〇％（二・四g）も多くなっています。『粗食のすすめ』の提唱者は、今日日本に急増している糖尿病、動脈硬化性疾患、ガン（生殖器や大腸などのガン）、アレルギー疾患の主な要因とされる脂肪の量が、和食では洋食の五分の一（和食一〇・五g、洋食五四・六g）にすぎないことに注目して、「洋食より和食がすすめられる」と主張しています。

ここでは残念ながら、塩が引き起こす健康上のトラブル（消化器系のガンや高血圧、心臓病、脳卒中、骨粗鬆症、腎臓疾患、花粉症など）は見落とされてしまっています。

体が必要とする以上の塩をとることが体に与えるネガティブな影響は、脂肪やコレステロール、砂糖や白米、白い小麦粉製品（パンやお菓子類、白い麵類など）と同様に、私たちの体を細胞レベルで傷つけていくということを指摘する栄養士や医師たちが日本にほとんどいないことは、非常に悲しいことです。

【健全な舌は食品添加物を拒否する】

本書でご紹介するレシピ（第9章参照）では、脂肪ばかりか、塩や醬油の量を最低限にしながらも、十分満足できるようなメニューになるように工夫をしています。

レシピで塩や醬油を用いるものもありますが、非常に少量です。塩けが足りないと思う人は適宜加えてください。ただし加えれば加えるほど、血圧が上昇し、心臓病や脳卒中、腎臓障害のリスクが高まる、あるいは、骨からカルシウムが奪われ、骨粗鬆症の要因となる、花粉症に苦しむことになる、ということを忘れないでください。

初めのうちは味が薄すぎると感じても、次第に慣れていきますので、二一日間辛抱してみてください。また味覚が健全なものに戻るに従い、各種の化学添加物に違和感を覚えるようになってきます。人工的な味覚を舌が拒むようになってきたらしめたものです。

平均的な日本人は一日およそ一〇〇種類もの化学添加物を摂取しているといいますが、ナチュラル・ハイジーンのメニューに従えば、そのようなものは一切取り込まずにすみます。

体に良くないとは知りつつも、それを使わないと食事が作れない、食べるものがなくなってしまうと、ほとんどあきらめの境地でいた皆さんにとっては、ナチュラル・ハイジーンの食事プログラムは福音となるはずです。添加物の含まれない食品を街中探し回るようなことは、もうしなくてもいいのです。

なお、レシピ中の塩と砂糖の分量ですが、アメリカで使っているものと日本の皆さんがお使いのものとでは、塩分、糖分の濃度に多少の差がありますので、適宜加減していただきたいということをつけ加えておきます。

⑧純粋な水を使う

水（H_2O）は非常に重要な栄養の一つです。水は、私たちが生きていくうえで欠くことのできないものであり、しかも体内では合成できないため、外から補わねばならない栄養成分です。

私たちの体の七〇%あまりは水でできています。水はどの細胞中にも存在していて、栄養を運ぶことから、老廃物の排泄、体の浄化まで、体のあらゆる機能にことごとく関与しているのです。

あなたの体の中の環境、それは一つ一つの細胞を浸している液体（体液）のことですが、

体液はあなたの体を健康にさせるかを決定する最大の要素といえます。

この体液のほとんどの成分は、水です。もしこの体液が汚染されていると、あなたの健康は脅かされることになります。超健康《スーパーヘルス》を保つには、細胞の一つ一つを十分な量の汚染されていないピュアな水で保っている必要があるのです。

新鮮な生の果物や野菜の七五～九〇％は、この世で得ることができる最も純粋な水です（オーガニックであればその純度はさらに高くなります）。食事の八〇％が生の果物や野菜で構成されていれば、私たちは体が必要な水分のほとんどをここから取り入れることができます。

しかし、運動や暑さによる発汗などで、たいていこれらの純粋な食べ物から補う分では不足してしまうため、飲料水で補う必要性が生じることもあります。

また、加熱調理したものや、動物性食品、水分をすっかり失っている加工食品、塩や醤油、味噌、砂糖ほかの調味料やスパイス類の摂取量が増えれば増えるほど、体は水分の補給が必要になってきます。

そのときに使う水も、純粋できれいなものでなければ、細胞を有害物質にさらし、健康を損っていくことになってしまいます。**喉が渇いているとき体が必要としているのはH_2Oと**

いう水であって、アルコールや清涼飲料ではありません。そうしたときこそ「純粋な水」を飲むべきなのです。

現在の水道水にはたいてい、塩素やラドン、砒素《ひそ》、トリハロメタン、フッ素（二五九ページ参照）などの有害物質が含まれているため健全な飲み物とはいえません。**飲料水としてナチュラル・ハイジーンがすすめているのは、蒸留水**です。これは蒸留器によって作られる純粋な水、H_2Oです。

アメリカでは、コンパクトですばらしい性能の蒸留器が、三〇〇ドル（約三万二〇〇〇円）くらいで簡単に手に入ります。それに比べて日本では、家庭で気軽に使える蒸留器があまり普及していないのは、とても残念に思います。

代わりにおすすめできるのは、アルカリイオン整水器や性能のいい浄水器、逆浸透膜式浄水器などですが、これらはいずれもかなり値段が張ります。そこまで投資できない場合は、性能のいいフィルターを蛇口につけるか、せめてボトル詰めの水を使うことをおすすめします。

ミネラルウォーターに含まれるミネラルは、体が利用できるオーガニックミネラルではありませんので、排泄していかねばならないという欠点はありますが、水道水よりはましです。

【正しい水の補給法】

水分の正しい補給法についても知識が必要です。**水は食事中や食事直後には飲まないことが賢明です。**なぜなら消化酵素を薄め、消化の妨げになるからです。

食事中や食後に喉が渇くとすれば、それはあなたのしている食事が水分を十分に含んでいなかったり、あるいは細胞を傷つけるリスクの高い塩のような有害物質を含んでいるという証拠です。

体は自らを危機から守るために、体の持ち主に喉の渇きで、もっと水分を補給するようにサインを送っているのです。しょっぱいものを食べたあとに喉が渇くのは、そのためです。生の果物や野菜で構成された食事では、喉が渇くことはありません。

【水道水のフッ素添加は有害】

水道水に含まれるフッ素添加物は有害なものです。フッ素が虫歯を予防するというのは神話にすぎず、実際は虫歯の予防に役立たないどころか、骨粗鬆症や甲状腺機能不全、ガン、斑状歯（歯にシミができたりもろくなったり欠けたりする）、アトピー性皮膚湿疹などの弊害が生じることが、最近の研究から明らかにされています。(＊67)

そのため、アメリカのＥＰＡ（環境保護局）の科学者連合は、一九九七年に「上水道へのフッ素添加に関しては全員一致で反対する」ことを採決したことを公表しました。

⑨クレンジングデイを設ける

本書の一週間メニュー（二六四ページ参照）では、週末に**「クレンジングデイ」**を設けています。この日は、終日ローフード（raw food＝生の食べ物）だけをとることによって、消化に使うエネルギーや酵素を普段以上に節約し、体のエネルギーを体内の解毒と大掃除、そして組織の修復のために専念させてあげる日です。

第一部でお話ししたように、平均的な人々が習慣的に行なっているような食事では、消化のために膨大な量の酵素とエネルギーを使ってしまいます。

新鮮な生の果物や野菜だけで構成された食事は、これらの食品中に含まれる酵素が体の消化作業を助けてくれるため、体内にある貴重な潜在酵素やエネルギーを一・五〜三倍も大幅に節約することができるのです。

休みの日には、食べ物の消化に費やさなくてもすむ酵素やエネルギーを、体の浄化に振り向け、何十年もの間排泄されずに堆積している老廃物の大掃除や組織の修復を、体が積極的に行なうことができるように、協力してあげましょう。

果物を一種類だけ食べる方法は、消化を最も単純にするため、体の浄化作業は最大限にアップします。

どんな果物も、二種類以上を一緒に食べ合わせると、それぞれに含まれる酸やアルカリ、水分や糖分が異なるため、消化が複雑になります。果物を一種類だけに限ることによって、このようなトラブルを避けることができます。

一種類の果物を満足するまで食べてください。ただし血糖値にトラブルのある人は、一度に三～四個程度にしておきます。

第8章 「ナチュラル・ハイジーン式」食事プログラム

病気になる最も決定的な要因は、
果物や野菜を十分に食べていないことである。

ジョエル・ファーマン（医学博士）

●「超健康革命」一週間メニュー

（注1・2・3・4）オートミール、全粒粉のパン、黒米、赤米は健康食品のお店で購入できます。

	朝食	昼食	夕食
1日目（月）	（朝食は基本的にいつも同じです。） ●**季節の果物**	●**スーパーヘルス・サラダ（クリーミー・ハーブドレッシング）**（315ページ） ●**焼きイモ**（340ページ）、または ・**アボカド**、または ・**木の実か種子類**	●**野菜ジュースカクテル**（307ページ） ●**ホウレンソウとエリンギのソテー入りグリーンサラダ**（317ページ） ●**ウズラマメ入り玄米ご飯**（354ページ）または ・**好みのお刺身か焼き魚**（イワシ、サンマ、サバ、サケ） ●**グリーンピースの味噌汁**（362ページ）
2日目（火）	●**季節の果物**、または ・**リンゴとクルミのサラダ**（285ページ）	●**新鮮な果物**、または ・**ニンジン・ブロッコリー・ジュースカクテル**（308ページ） ●**納豆入り山かけサラダ蕎麦**（354ページ）、または ・**とろろ蕎麦**（355ページ）と**ヒジキ入り納豆サラダ**（318ページ）	●**老化防止のブルーベリー・サラダスープ**（338ページ） ●**ベジ餃子**（342ページ） ●**サツマイモ入りキヌアご飯**（357ページ）
3日目（水）	●**季節の果物** 以下、食べなくても可。 ・果物のあとに、・**あったかオートミール**（357ページ）（注1）か**玄米粥（梅干し添え）**（359ページ）	●**パイナップル**、または ・**オレンジ（ミカン）** ●**海藻サラダ**（320ページ） ●**とびきりおいしい栗カボチャ**（345ページ）	●**青菜のゴマあえ**（321ページ） ●**千切りキャベツ** ●**豆入りカレー**（350ページ） ●**玄米ご飯**

（表5）　「超健康革命」1週間メニュー

4日目（木）	5日目（金）	6日目（土）	7日目（日）
●季節の果物、または ・ブルーベリー・オレンジ・バナナスムージー（299ページ）	●季節の果物、または ・好みのフルーツサラダ（285ページ〜）	●季節の果物、または ・好みのスムージー（298ページ〜）	★クレンジングデー（終日ローフード） ●季節の果物、または ・好みのフルーツサラダ（285ページ〜）
●ニンジン・セロリ・ジュースカクテル（310ページ） ●ウルトラヘルシーハンバーグ（温野菜添え）（348ページ） ●玄米ご飯、または ・全粒粉のパン（注2）	●ぬか漬け野菜のレインボーサラダ（大根おろしドレッシング）（322ページ） ●黄な粉餅（360ページ）	●煮豆入りスーパーヘルスサラダ（324ページ）	●グリーンジュースカクテル（310ページ） ●イチゴのクリームパフェ（302ページ）、または ・好きな果物（1種類）
●グリーンジュースカクテル（310ページ） ●豆腐の野菜あんかけ（346ページ） ●キヌアのタケノコご飯（359ページ）	●スーパーヘルスサラダ（315ページ）と和風ゆず味ドレッシング（333ページ） ●スーパーヘルススープ（363ページ） ●玄米と黒米（注3）のご飯または ・お刺身	●老化防止のブルーベリー・サラダスープのバリエーション（338ページ） ●ニンジンとヒジキの炊き合わせサラダ（328ページ）、または ・おからサラダ（329ページ） ●根菜類とカボチャの味噌汁（364ページ） ●アズキ入り赤米ご飯（361ページ）（注4）	●野菜ジュースカクテル（500㎖）（307ページ） ●超健康のり巻（331ページ）

ここでご紹介するメニューは、ナチュラル・ハイジーンの食事プログラムを初めて実践していく人が、従来の一般的な食事から、ナチュラル・ハイジーンのすすめる自然な食事に無理なく変えていけるように考えられたものです。

厳密にいえば、ナチュラル・ハイジーンの食事の範疇には含まれていない魚や少量の味噌、醤油、香辛料、砂糖を使った料理、漬け物などの選択肢も用意されています。

なお、すでにナチュラル・ハイジーンの食生活を実践しており、さらにもっとランクの高いものを求めている方は、食事は完全にプラントベース（植物性食品中心）にし、七五〜八〇%を生のものにすることを心がけてください。そして塩、醤油、味噌などの調味料、およびパンやパスタなどの加工食品の使用は可能な限り避け、砂糖と油は使用しないようにすることをめざしてください。

●毎日の基本メニュー

メニュー構成の基本は、次のとおりです（二六七ページ、表6参照）。

加熱したものをとるのは昼食よりも夕食にするようにします。そうすれば、日中の活動に必要なエネルギーを、加熱調理したものを消化するために奪われるようなことになりません。

いつもファンシーなレシピで食事を用意する必要はありません。台所で長い時間をかけて食事を用意しなくても、果物を食べたり野菜ジュースカクテルを飲んだあと、手のひらにのりを広げ、ご飯、アボカド、色とりどりの野菜を載せて巻いただけでも十分に栄養豊かな食事が用意できるのです。

（表6） 一日の基本メニュー

朝食	果物（少量の木の実か種子類を加えても可）。
昼食	サラダとアボカド、または、サラダと木の実か種子類の組み合わせ（少量の果物を食べ合わせても可）。あるいはサラダとイモか全穀類、あるいは豆類の組み合わせ。
夕食	ベジタブルジュースとサラダ、それに温野菜（赤や緑の温野菜、カボチャなど）と全穀類（コーンを含む）かイモ類、それに豆類またはアボカド。

【朝食】

従来の習慣的な朝食は、たいていご飯とお味噌汁、卵、魚の干物、納豆、漬け物、そして牛乳、あるいはパンと卵、ハムかソーセージ、コーヒー、ヨーグルト、少量のサラダか果物などで構成されていたはずです。

それを果物だけに変えることは、清水の舞台から飛び降りるより勇気がいることかもしれません。

まずは**一週間試してみてください**。そしてその結果自分の体に生じる変化を観察してみてください。これまでの食事に戻るか、それともこのまま果物だけの食事を続けていくことにするかは、それによって決めるようにしてください。

拙著『常識破りの超健康革命』や『子供たちは何を食べればいいのか』の読者たちの非常に多くが、「朝食を果物だけにすることによって、どんなダイエット法を試してもやせなかったのが、一週間に二～四キロもやせた」「二〇年来の便秘から解消された」「血圧、血糖値、コレステロール値、尿酸値などの数値が改善された」「花粉症がなくなった」といった体験を報告してくれています。私の言うことを信じる必要はありません。ご自分で試してみていただきたいのです。

（朝の果物のとり方）

果物は満たされるまで好きなだけ食べてください。目安としては**一種類の果物二〜五個（約二〜五カップ強）**です。活発に体を動かし消費エネルギーの多い人は、たくさん必要になります。

ただし血糖値に問題のある人は三〜四個までにして、たっぷりのレタス、白菜、セロリ、キュウリなどと一緒に食べるようにします。こうすると、果物の糖代謝をかなりスローダウンさせることができ、血糖値のバランスがさらに保ちやすくなります。現在**糖尿病の人は、果物よりも野菜の量をずっと多くする**ようにしてください。

フルーツジュースは吸収を穏やかにするのに役立つ食物繊維を失っているため、ガブ飲みしてしまう傾向があります。そのため、血糖値を乱すばかりか、一度に通常の三倍ものカロリーを取り込んでしまう恐れがあるので、定番にしないようにします。

ミカンやオレンジは外皮をむいたら、袋ごとミキサーにかけると、食物繊維や、袋の白い部分に含まれるファイトケミカルも一緒に摂取することができます。

昼食までの間にお腹がすくようでしたら、果物をさらに一〜二個、あるいは少量（一〇〜三〇g）の木の実か種子類（アーモンド、カシューナッツ、クルミまたはヒマワリやカボチャの種など）を食べてもかまいません。

お勧めをしている人は、間食ができませんので、果物だけでお昼まで持たないというのであれば、少量の木の実か種子類を合わせて食べるといいでしょう。**スムージー**（二九八ページ参照）にすると便利です。朝食には果物をとるのが理想的な理由については、拙著『常識破りの超健康革命』『子供たちは何を食べればいいのか』でくわしく解説しています。

（果物は室温で食べる）

冬になると特に温かいものがなければ、果物だけでは体が冷え切ってしまうという人が、日本にはたくさんいます。冷蔵庫に保存しておいた果物を出してきて三つも四つも食べれば、冬は体が冷えてしまうのはあたりまえです。

果物は室温で食べることです。それから、**「果物を食べると体が冷える」というのは私たちが教え込まれた事実無根の神話にすぎない**のだということをここで力説しておきます。

尿が近くなったり下痢や軟便になるのは、果物を食べて体が冷えたからではありません。さまざまな栄養や水分、食物繊維が豊富な果物のおかげで、体が浄化作業を活発に始めたというサインなのですから、祝うべきことです。

私たちの体は糖を取り込んでエネルギー源とし、そのエネルギーで体を温め、適正体温を保っています。果物はこの世でベストのエネルギー源ですから、室温の果物を正しく食べている限り、真冬でも体を冷やすようなことはありません。

体が冷えている人は、体の中が老廃物で汚染されているため、適正体温が保てないのです。寒い朝、起きたてに熱いコーヒーやお茶で体の中を熱くさせるのは、決してヘルシーなやり方ではありません。実際は八〇度以上の熱い液体で消化器官をやけどさせているのです。

活発に体を動かせば、体はすぐに温まります。適正温度を保てるように体内の浄化に励むことが大切です。

〈果物で体を冷やさない究極の方法〉

朝温かいものがほしくなるのは、いつも熱いものをとる習慣を長年の間続けてきたからにすぎません。まずは、今ご紹介した食べ方を二一日間続けてみてください。

それでも温かいものがなければ寒くていられない、生きていてもつまらないというのであれば、次のドリンクをお試しください。

（材料）

熱湯……1カップ

レモン汁……大さじ1

オレンジジュース（搾りたて。なくても可）……1/3〜1/2カップ

（作り方）

材料をカップに入れて、よくかき回せば、できあがり。

※活発に体を動かして運動したあとに、ゆっくりと飲んでください。

【昼食】

日中は、消化にエネルギーを取られてしまうような食べ方は、賢明ではありません。デンプン質食品と動物性食品を組み合わせた習慣的な食事では、体が行なわねばならない消化作業が大変になります。

そのため、体の貴重な酵素やエネルギーの大半が奪われていきます。昼食に定食やカツ

丼、牛丼などの丼物を食べたあと、眠くなってしまうのはそのためです。

お昼は大皿いっぱいの野菜サラダに加えて、アボカドか木の実（種子類）、イモ類、カボチャなどから一つ選択した組み合わせが理想です。このうち、木の実（種子類）以外のものは、加熱した野菜類（カリフラワー、ブロッコリー、アスパラガス、ホウレンソウなどの緑葉野菜、ニンジンなど）や、蕎麦または全粒粉のピタパンかトルティーヤ（小麦粉またはトウモロコシ粉の薄焼き）などを、さらに加えても大丈夫です。

この組み合わせは、従来の食事に比べ、消化にそれほどエネルギーを奪われるようなことにはならず、元気を与えてくれ、頭をはっきりさせるのに役立ちます。

酵素に富む新鮮な野菜を一緒に食べることによって、消化はすんなり行なわれます。日中は、いろいろな活動にエネルギーを使えるよう、**消化にエネルギーを浪費させない**ことがナチュラル・ハイジーンの食事プログラムのモットーです。

ストレスがたまらないよう、できる範囲で選択してください。生のもの（生きている食べ物）に慣れてくると、加熱調理したものをお昼にとると、お腹が重く感じられるばかりか、頭の働きも低下するのがはっきりとわかってくるようになります。

そうなってきたら、**サラダとアボカドか木の実（種子類）の組み合わせ**を選ぶ日を多くするようにします。果物を一～二個加えてもかまいません。その場合は、サラダは緑の野菜だけで構成するようにします。

どの昼食でも前述の一覧表に記載されている昼食メニューの代わりに、サラダとアボカドか木の実（種子類）の組み合わせ（好みで果物を加えても可）を選択することが可能です。お勧めをしている人は、ミカンかリンゴと少量のクルミ（またはヒマワリかカボチャの種）、それにレタスやキュウリがあれば、完璧な昼食になります。この世のどんなファストフードよりも手早く用意でき、しかもヘルシーです。

【夕食】

ご飯のような**デンプン質食品は、夜に摂取する**のが理想です。炭水化物が気分をリラックスさせ、眠気を催すのに役立つセロトニンという化学物質を分泌させるからです。日中にとると、早々とリラックスしてしまって仕事にはマイナスです。ただし、ナチュラル・ハイジーンの食事プログラムでは、ご飯は主食ではありません。

主食は新鮮な生の野菜や軽く火を通した温野菜、野菜たっぷりのスープや味噌汁です。特に血糖値の高い人は、野菜でお腹を一杯にさせるよう心がけるべきです。

また、ご飯と魚を合わせて食べません。ご飯か魚、いずれかを選びます。

以下、どの夕食でも一覧表に記載されている夕食メニューの代わりに、サラダとアボカドまたは木の実か種子類を選択することも可能です。わさび醤油につけたお刺身を、サラダに合わせて刺身サラダにすることも可能です。

【間食】

基本的に間食はしません。中高年者が食事と食事の間に空腹を感じるとしたら、それは、食事のときに体に必要な栄養が正しく摂取されていないからです。

ここでご紹介するレシピに従っている限り、間食は不要です。**食間には、消化器官を休ませる**必要があります。

●特選レシピ一覧（レシピ名の下の時間はおよその調理時間。作り方は第9章をご覧ください）

【主に朝食用】

〈フルーツサラダ類（カットフルーツの盛り合わせ）〉

◎リンゴとクルミのサラダ（一〇分）（二日目の朝食）（二八五ページに掲載。以下同様）
◎バナナとリンゴのフルーツサラダ（一〇分）（二八六ページ）
◎春のフルーツサラダ（一〇分）（二八七ページ）
◎夏のフルーツサラダ（一〇分）（二八八ページ）
◎秋のフルーツサラダ（熟し柿のソース添え）（一〇分）（二八八ページ）
◎冬のフルーツサラダ（一〇分）（二八九ページ）
◎フルーツソース（二九〇ページ）
◎イチゴとアボカドのサラダ（一〇分）（二九〇ページ）

〈スムージー類〉

◎ブルーベリー・オレンジ・バナナスムージー（七分）（四日目の朝食）（二九九ページ）

◎モモとバナナのスムージー（七分）（三〇〇ページ）

◎ブドウとナシのスムージー（一〇分）（三〇〇ページ）

◎イチゴのクリームパフェ（一〇分）（七日目の昼食）（三〇二ページ）

【主に昼食・夕食用】

〈野菜ジュース類〉

◎野菜ジュースカクテル（一〇分）（一日目と七日目の夕食）（三〇七ページ）

◎ニンジン・ブロッコリー・ジュースカクテル（五分）（二日目の昼食）（三〇八ページ）

◎ニンジン・セロリ・ジュースカクテル（五分）（四日目の昼食）（三一〇ページ）

◎グリーンジュースカクテル（一〇分）（四日目の夕食と七日目の昼食）（三一〇ページ）

〈サラダ類〉

◎スーパーヘルスサラダ（一〇分）（一日目の昼食と五日目の夕食）（三一五ページ）
◎ホウレンソウとエリンギのソテー入りグリーンサラダ（一五分）（一日目の夕食）（三一七ページ）
◎ヒジキ入り納豆サラダ（一〇分）（二日目の昼食）（三一八ページ）
◎海藻サラダ（一〇分）（三日目の昼食）（三二〇ページ）
◎青菜のゴマあえ（一〇分）（三日目の夕食）（三二一ページ）
◎ぬか漬け野菜のレインボーサラダ（大根おろしドレッシング）（一〇分）（五日目の昼食）（三二二ページ）
◎煮豆入りスーパーヘルスサラダ（一〇分）（六日目の昼食）（三二四ページ）
◎ニンジンとヒジキの炊き合わせサラダ（二五分）（六日目の夕食）（三二八ページ）
◎おからサラダ（三〇分）（六日目の夕食）（三二九ページ）
◎超健康のり巻（一〇分）（七日目の夕食）（三三一ページ）

〈ドレッシング〉

◎大根おろしドレッシング（五分）（五日目の昼食）（三三三ページ）
◎和風ゆず味ドレッシング（五分）（五日目の夕食）（三三三ページ）
◎木の実のマヨネーズ（五分）（三三四ページ）
◎トマト・アボカドドレッシング（一〇分）（三三五ページ）
◎キュウリ・アボカドドレッシング（一〇分）（三三五ページ）
◎クリーミー・ハーブドレッシング（一〇分）（一日目の昼食）（三三五ページ）
◎味噌ハーブドレッシング（一〇分）（三三五ページ）
◎豆腐入りクリーミー・イタリアンドレッシング（一〇分）（三三六ページ）
◎セサミ・ガーリックドレッシング（五分）（三三六ページ）
◎キウイドレッシング（一〇分）（三三六ページ）

〈ブレンドサラダ類（緑野菜のスムージー）〉

◎老化防止のブルーベリー・サラダスープ（五分）（二日目と六日目の夕食）（三三八ページ）

〈野菜、豆、豆腐、木の実（種子類）、イモ類の料理〉

◎焼きイモ（六〇分）（一日目の昼食）（三四〇ページ）
◎ベジ餃子（四〇分）（二日目の夕食）（三四二ページ）
◎とびきりおいしい栗カボチャ（三〇分）（三日目の昼食）（三四五ページ）
◎豆腐の野菜あんかけ（一五分）（四日目の夕食）（三四六ページ）
◎ウルトラヘルシーハンバーグ（温野菜添え）（一〇分）（四日目の昼食）（三四八ページ）
◎豆入りカレー（六〇分）（三日目の夕食）（三五〇ページ）

〈穀類（ご飯・麺類・パスタ）〉

◎ウズラマメ入り玄米ご飯（五五分）（一日目の夕食）（三五四ページ）
◎納豆入り山かけサラダ蕎麦（一五分）（二日目の昼食）（三五四ページ）
◎蕎麦つゆ（冷たい蕎麦用）（材料の仕込み五分、冷蔵庫で寝かす時間三日）（三五五ページ）
◎サツマイモ入りキヌアご飯（水に浸しておく時間を除いて三〇分）（二日目の夕食）

（三五七ページ）
◎あったかオートミール（一五分）（三日目の朝食）（三五七ページ）
◎玄米粥（梅干し添え）（一五分）（三日目の朝食）（三五九ページ）
◎キヌアのタケノコご飯（四〇分）（四日目の夕食）（三五九ページ）
◎黄な粉餅（一五分）（五日目の昼食）（三六〇ページ）
◎アズキ入り赤米ご飯（四五分）（六日目の夕食）（三六一ページ）

〈味噌汁＆スープ〉

◎グリーンピースの味噌汁（二〇分）（一日目の夕食）（三六二ページ）
◎スーパーヘルススープ（二～三時間）（五日目の夕食）（三六三ページ）
◎根菜類とカボチャの味噌汁（二〇分）（六日目の夕食）（三六四ページ）

第9章　特選レシピ

ベストのレシピは、知識である。

C・エヴェレット・クープ（元米国公衆衛生局長官）

(注1) 実際に作ってみると、野菜やサラダの量の多さに驚くことと思います。レシピに書かれている数字はナチュラル・ハイジーンとしての理想の分量なのですが、今まで生の野菜をあまり食べていなかった方にとっては、多すぎると感じられるでしょう。最初はレシピの量にこだわらず、適宜調整しながら、少しずつ理想量に近づけていってください。

(注2) 水は原則として蒸留水、あるいはフィルターで浄化された水、またはボトル詰めの水を使ってください。水道水は使いません。

(注3) フラックスシード（亜麻仁《あまに》）については、294ページをご参照ください。スムージー作りやサラダに重宝する栄養食品ですが、日本ではまだ入手することがむずかしいので、「使わなくても可」としておきました。

(注4) 生の木の実、種子類などは健康食品のお店などで購入できます（294ページ参照）。

(注5) 塩と砂糖の量は、アメリカと日本の製品では濃度に若干の差があるので、適宜加減してください。

(注6)「緑葉野菜」とは緑色の葉物野菜を指します。
（コスレタス、サニーレタス、リーフレタス、サラダ菜、エンダイブ、ホウレンソウ、小松菜、春菊、ケール、ミズナ、セリ、ロケットサラダ、モロヘイヤ、トウショウ、チンゲンサイ、パクチョイ、キャベツ、アシタバ、タアツァイ、大根の葉、カブの葉、白菜、サントウサイ、ツルムラサキ、高菜、からし菜、ナズナ、つまみ菜、ニラ、パセリ、クレソン、ミツバ、ヨモギ、フダンソウ、京菜など）

「緑野菜」とは葉物野菜に限らず、緑色の野菜すべてを含みます。（上記以外に、ブロッコリー、アスパラガス、芽キャベツ、サヤインゲン、サヤエンドウ、オクラ、ピーマン、キュウリ、ニガウリ、ハヤトウリ、フキ、コールラビなど）

フルーツサラダ類
（カットフルーツの盛り合わせ）

リンゴとクルミのサラダ　10分　（2日目・朝食）

◆材料（1〜2人分）

リンゴ（皮が赤いものと青いもの各1個を角切り）……2個
レモン汁……小さじ2
セロリ（角切り）……1本
種なしブドウ（なくても可）……1カップ
レーズン（一晩水に浸したもの）……1/3カップ
クルミ（刻む）……1/4カップ
レタス（1〜2種類）……4〜6枚

◆作り方

❶材料を合わせて冷蔵庫でよく冷やす。
❷レタスを敷いた大皿の上に盛り付ければ、できあがり。

※このサラダはニューヨークのウォルドーフホテルで初めて出されたことから、アメリカでは「ウォルドーフサラダ」と呼ばれています。

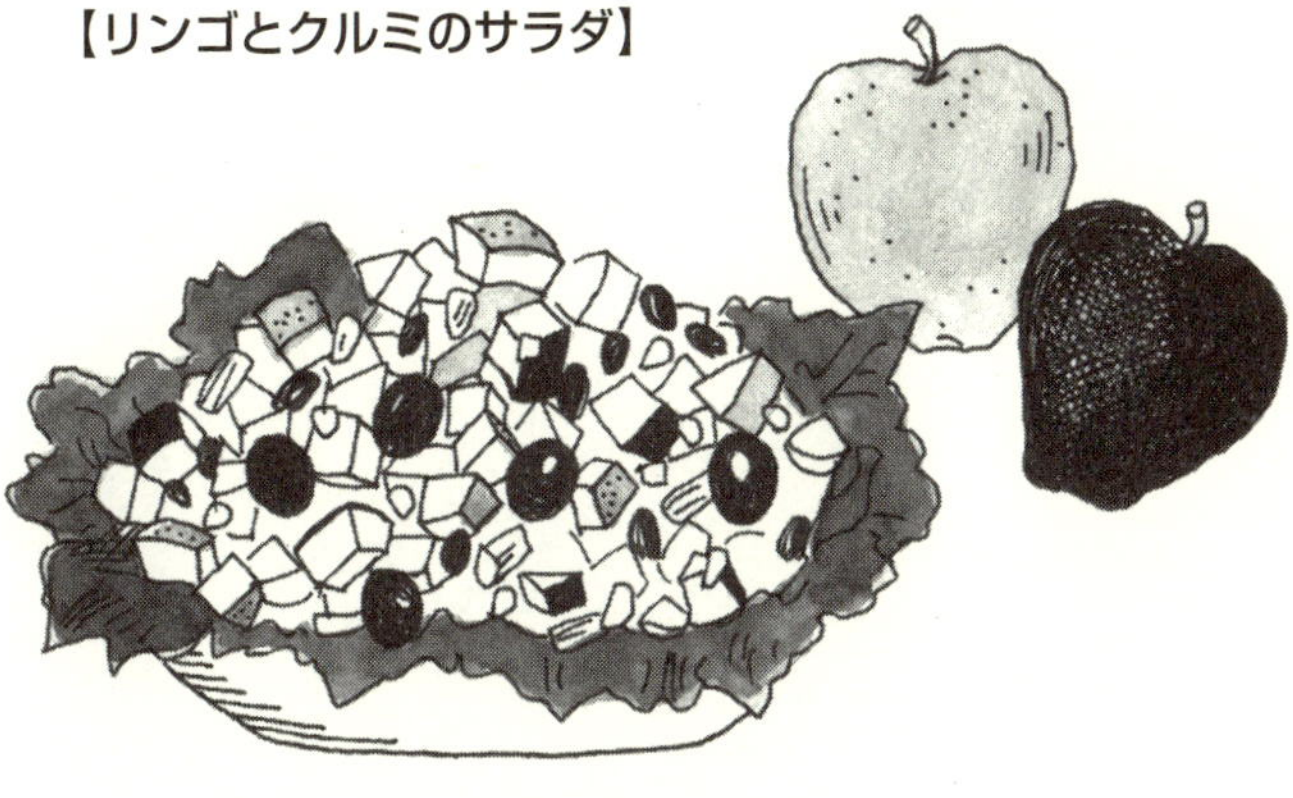

【リンゴとクルミのサラダ】

★リンゴ一個は医者いらず！

英語のことわざに「リンゴ一個は医者いらず」とあるように、**リンゴ**に含まれる抗酸化力の強いビタミンCやさまざまなファイトケミカル類（ケルセチン、ミリセチン、ルテイン、フェルラ酸など）には、ガン・心臓病・脳梗塞の予防、肺機能の促進と、歯茎の健康保持などの効果があります。

日本人男性のガンの死因第一位である肺ガンの予防力がお茶よりもずっと高いことも知っておいて損はないでしょう。

抗酸化物質は皮に最も多く含まれているため、皮ごと使いましょう。オーガニックのものがベストですが、日本ではあまりにも高価なため、普通のリンゴを用いるときは酢を少量入れた水につけ、タワシでよく洗います。皮に含まれる食物繊維の効果（血糖値・コレステロール値の降下、便秘予防など）も絶大です[※68]。

バナナとリンゴのフルーツサラダ　10分

◆メモ

果物を食べると寒けがしたり、体が冷えるという人にとって、待望のレシピです。バナナやドライフルーツは糖が凝縮しているため、冷えている体を温めてくれます。体のエネルギー源である糖を豊富に与えてくれるからです。ただし減量をめざしている人は、ドライフルーツ（レーズン、干し柿など）、種子類の量を控えめにしてください。

◆材料（1人分）

リンゴ（イチョウ切り）……………………1/2〜1個
※モモ、ナシ、柿でも可。
バナナ（輪切り）……………………………1〜2本
レーズン（一晩水に浸したもの。戻し汁は少々残しておく）……………………………………大さじ2
干し柿か乾燥イチジク（一晩水に浸したものを細かく刻む。なくても可）…………………大さじ2〜3
アーモンド、クルミ、カシューナッツ、ヒマワリ、カ

カボチャの種などから1種類選択（粉末）……………大さじ2～3

◆作り方

❶バナナをお皿に広げ、その上にリンゴ、レーズン、干し柿（またはイチジク）を散らす。

❷レーズンの戻し汁を少々振りかけ、トッピングに木の実の粉末を載せればできあがり。

［注］アーモンドは皮をむいてから使う。

春のフルーツサラダ 10分

◆材料（2人分）

イチゴ（スライス）……………1パック
キウイ（輪切り）……………2～4個
リンゴ（イチョウ切り）……………1個
パイナップル（イチョウ切り）……………¼個
フラックスシード（粉末にする。なくても可）……………大さじ1
ココナッツフレーク（無糖）……………大さじ1
※カシューナッツの粉末で代用可。

◆作り方

❶果物をボウルで合わせて器に盛り付ける。

❷上からフラックスシードとココナッツをかける。

★キウイフルーツは果物の女王！

キウイが「果物の女王」と称されているのは、二七種ある果物の中での栄養評価が第一位だからです。ビタミンCと食物繊維はミカンの約二倍、健康な心臓を保つのに必要なマグネシウムがリンゴの四～五倍、そのうえカルシウムやカリウムも豊富です。

細胞を若く保つのに欠かせないビタミンE源のほとんどは高脂肪食品であるのに対し、キウイの場合は低脂肪なので、「女王」の名のとおり健康で美しくスリムな体型を保つための強力な味方です。

夏のフルーツサラダ　10分

◆材料（1～2人分）

モモ……1～2個
プラム（ソルダムなど）……1～2個
ネクタリン……1～2個
ブドウ（デラ）……1～2房
マンゴー（好みで）……1個
フラックスシード（粉末にする。なくても可）
……大さじ1
好みの木の実かカボチャの種か生のゴマ（粉末にする）……大さじ1

◆作り方

❶果物を適当な大きさに切り、大きなボウルで合わせる。
❷器に取り分け、上からフラックスシードや木の実などの粉末をかければ、できあがり。好みのフルーツソース（二九〇ページ）をかけてもよい。

秋のフルーツサラダ（熟し柿のソース添え）　10分

◆材料（1～2人分）

リンゴ（スライス）……1個
ナシ（スライス）……1個
柿（スライス）……1個
イチジク……2個
熟し柿……1～2個
フラックスシード（粉末にする。なくても可）
……大さじ1
クルミ（数時間水に浸したもの。粗めのみじん切り）
……1/4カップ

◆作り方

❶熟し柿以外の果物を器に合わせて入れる。
❷ミキサーかフードプロセッサーにかけてクリーム状にした熟した柿を、❶の上からかける。
❸トッピングにフラックスシードとクルミを散らす。

★**柿が赤くなると、医者が青くなる**

このようなことわざが昔からある所以は、**柿**にはコレステロール値を下げ、動脈に脂肪のプラク（蓄積物）が形成されるのを阻止するのに役立つ食物繊維や、抗酸化物質が、リンゴの二倍も含まれているからです。

そればかりか、血圧をコントロールするのに役立つカリウム、カルシウム、マグネシウムも豊富に含まれ、心臓病・脳卒中の予防に役立ち、またビタミンCやマンガン、鉄も豊富です。

冬のフルーツサラダ 10分

◆**材料（1人分）**

キウイ（輪切りにスライス）……2〜3個
ミカン（小房に分ける）……2〜4個
セロリ……½本
サラダ菜……適宜
フラックスシード（粉末にする。なくても可）……大さじ1
ヒマワリの種（粉末にする）……大さじ1

◆**作り方**

❶果物とセロリをボウルであえ、サラダ菜を敷きつめた大皿の上に盛り付ける。
❷上からフラックスシードとヒマワリの種の粉末をかければ、できあがり。

★**冬の果物はビタミンCの宝庫！**

ミカンやオレンジ、キウイのようなビタミンCに富む果物の摂取を一日一個増やすだけで、死ぬリスクを二〇％減らすことができます。『ランセット』（イギリスの臨床医学雑誌、二〇〇一年三月号）によると、一万五〇〇〇人の血中ビタミンCを四年間追跡調査して調べた結果、ビタミンCのレベルが最も高かった人々は、最も低かった人々に比べ、ガンや心臓病、その他の致命的な病気で死ぬリスクがおよそ半分だったといいます。

★柑橘類（オレンジ、ミカンなど）に含まれる栄養

オレンジが古代ギリシャ人の間で「ゴールデンアップル」と呼ばれて珍重されていたのは、ビタミンCがリンゴの一五〜二〇倍も含まれるからでした。

柑橘類は抗酸化力の強いビタミンCが豊富であるほか、ガンや心臓病を予防するのに役立つヘスペリジンやベータクリプトキサンチンのようなファイトケミカルも豊富です。さらに皮の内側に付着している白い部分に豊富に含まれるペクチンもガン予防に役立つほか、コレステロールを腸からさらい出す効果や、血糖値を正常に保つ効果があります。

カリウムは高血圧を下げたり、骨粗鬆症《こつそしょうしょう》を予防するのにも役立ちます。尿中にカルシウムが失われていくスピードをカリウムが遅らせ、ビタミンCが骨の形成をスピードアップしてくれるのです。

葉酸は余分なホモシステイン（コレステロール以上に心臓病の要因となるといわれている有害な物質）を取り除き、心臓病と闘ってくれます。

フルーツソース

◆メモ

果物をミキサーにかけてピューレ状にしたもので、フルーツサラダの上からかけると、ぐっとおしゃれな、おもてなしふうの朝食が用意できます。ブドウや熟し柿はそれだけでとびきりおいしいソースになります。

また、次のような組み合わせもおすすめです。

「イチゴ&バナナ」「イチゴ&パイナップル」「キウイ&パイナップル」「ブドウ&バナナ」「モモ&バナナ」「モモ&アンズ」「マンゴー&バナナ」「マンゴー&パパイヤ」「イチジク&バナナ」。

イチゴとアボカドのサラダ　10分

◆メモ

赤と緑が鮮やかな彩りは食欲をそそり、食べたあとの満足感も十分です。

◆材料（1人分）

イチゴ（洗ってよく水けをふき取り、薄切りにする）……………………………………1パック

アボカド（角切り）……………………1個

セロリ（1センチの角切り）……………1本

サニーレタスかリーフレタス……………4〜5枚

◆作り方

❶材料を合わせ、レタスを敷き詰めた大皿の上に盛り付ければ、できあがり。

◆バリエーション

イチゴの代わりにオレンジやグレープフルーツ、またはミカンや八朔、甘夏などを使ってもかまいません。柑橘類の皮をむき、身を袋から出して、くし形に切ったアボカドと交互になるように、彩りよく盛り付けます。柑橘類のジュースが、すばらしくさわやかなドレッシングの役割を果たしてくれます。たっぷりのレタスの上に盛り付ければ、ランチとしても十分です。

［注］アボカドは必ず完熟したものを使います。赤ちゃんの肌のような弾力が出たときが食べ頃です。縦に持って上から包丁を手前と向こう側に縦に入れ、両手に持ち直してひねると二つに割れますから、種に包丁の刃を当てて取り出し、好みの大きさに切ります。減量をめざす人やⅡ型（成人型）糖尿病の人は、一日½個以上、週3回以上食べないようにします。

★**アボカドは超優良健康食品！**

カロリーの九〇％（重量の平均一五％）が脂肪で「森のバター」と呼ばれているにもかかわらず、コレステロール値ゼロなのが**アボカド**です。しかも動脈を詰まらせる心配のない不飽和脂肪酸が七〇〜八〇％（産地により異なる）。オメガ3、6、9脂肪酸を含む七種の脂肪酸を体に与えてくれ、それでいて、お皿の上でつぶして食べても、お皿をべとつかせるようなことはありません。食後に水で洗うだけでお皿はきれいになってしまいます。

一方、油はどんなに高く評価されているオーガニ

ックのフラックスオイルやエキストラバージンオイルでも、お皿に付着すると、お湯で洗い落とすことはできません。お皿の上に油の膜を作ってしまいます。

同じことがあなたの消化器官でも起こります。油は消化器官内の内側にオイルの膜を作り、消化器官（胃壁や腸壁）からの消化液や酵素の分泌を妨げるばかりか、食べ物の栄養が消化器官から吸収されるのをじゃましてしまうのです。

アボカドはあなたの消化器官内で、このようなトラブルを引き起こすことの一切ない「超ベストの脂肪源」です。

さらにビタミンA、B類、C、E、H、K、葉酸、ミネラル（マグネシウム、カルシウム、カリウム、その他の微量ミネラル）、食物繊維の宝庫です。さらには必須アミノ酸すべてを含む一八種のアミノ酸を含有するすばらしいタンパク源で、カロリーあたりのタンパク質量はステーキの約二倍、しかもアルカリ形成食品であるために、ステーキ（酸性形成食品）のように私たちの骨からカルシウムを奪っていくようなことがありません。

プラントフードの食事のなかにアボカドを加えている人は、髪はツヤツヤ、肌は柔らかくなめらか、爪はしなやか、お腹はすっきりスリムで、体臭や関節のトラブルもぐっと少なくなり、脳機能や精力もアップするなど、いいことづくめです。アボカドは自然が私たちに与えてくれた最も価値のある食べ物の一つなのです。

★木の実と種子類は心臓病やガン予防の必需品！

最近ゴマに含まれるゴマリグナンやビタミンEが、活性酸素から体を守り生活習慣病を予防するとして注目されていますが、実はゴマばかりか、どんな木の実や種子類も強力な抗酸化栄養を豊富に含んでいて、私たちの強力な味方となってくれます。

アーモンドやクルミ、カシューナッツ、マカデミアナッツ、フラックスシード、麻の実、ヒマワリやカボチャの種といった**木の実や種子類**は、中年以降の人々の健康を脅かすガン、心臓病、脳卒中、糖尿病、骨粗鬆症、味覚障害、痴呆などの予防・改善には決して欠くことのできない、この世で最もヘルシーな食べ物の一つです。

それは木の実や種子類にはファイトケミカル類や不飽和脂肪酸（主にオメガ3脂肪酸）、血管にやさしいタンパク質、ビタミンE、葉酸、カルシウム、カリウム、マグネシウム、亜鉛、食物繊維などが豊富に含まれているからです。これらが慢性の病気を予防・改善したり、免疫機能を高めたりするのに役立ってくれるので、まさに木の実や種子類は栄養の宝庫といえます。

木の実を週に二〜五回以上とっていると、心臓発作による突然死やすべての冠動脈系心疾患による死亡、糖尿病、乳ガン、前立腺ガンのリスクを著しく減らしてくれます。また、寿命を延ばし、減量効果も抜群で、アトピー性皮膚炎や老化に伴う脳障害などの予防・改善にも役立つことなどが明らかにされています。

木の実や種子類は高脂肪食品ですが、そのほとんどは体内で作ることのできない必須脂肪酸です（七八〜九二％）。サラダと合わせることによって必要以上の脂肪やカロリーのとりすぎを防げるばかりか、ファイトケミカル、抗酸化栄養、食物繊維、ビタミン、ミネラルなど、慢性の生活習慣病を予防するのに役立つ栄養をすべて取り入れることができます。

緑野菜のサラダと合わせるほかに、ドレッシングとして、スムージーをよりクリーミーにしたいとき、また果物（特に柑橘類やイチゴ、キウイのような酸味のある果物）と合わせるときなどに利用するといいでしょう。

一度にとる量はおよそ一つかみ、三〇g程度とします（子供や運動選手、理想体重を保っている人、もっと体重を増やしたい人は、九〇g程度までは大丈夫です）。

ただし、生で無塩のものを使ってください。市販されているものの多くが煎《い》って塩がついていますが、加熱するとヘルシーな脂肪がキラー脂肪（トランスファット）に変わってしまいますし、不必要な塩を取り込むことになってしまいますので、必ず**生で無塩のもの**を求めるようにします。これらは自然食品の店で扱っています（注）。

なお、木の実や種子類は酵素抑制因子を取り除くために、水に浸してから使います。こうすると、木の実や種子類に含まれている栄養がすべて利用しやすくなるからです。浸す時間の目安はカシューナッツやクルミは一～二時間、アーモンドは一二時間、ゴマ、ヒマワリやカボチャの種などは四時間です。

ただし、粉にして使う場合は、乾燥したままのものを使ったほうが粉にしやすいです。松の実は水には浸しません。なおアーモンドは熱湯に一～二分浸して取り出し、渋皮をむいてから使います。

（注）自然食品の店にない場合、生の木の実・種子類・フラックスシードは次の店で取り扱っています。

・アリサン有限会社（通信販売用名称・テングナチュラルフーズ）
連絡先は二一一ページ参照。

・ノーザンライツ・フラックス（Northern Lights Flax）
カナダのフラックスシード専門業者。生のフラックスシードを取り扱っています。
商品説明：www.nlflax.com（日・英文）
注文先：www.greatflax.com

・Jaffe Bros,Inc.（アメリカの通信販売会社）
P.O.Box 636 Valley Center, CA. 92082-0636
Tel：米国　1-760-749-1133
Fax：米国　1-760-749-1282
E-mail：JB54@worldnet.att.net

★驚異の食べ物、フラックスシード（亜麻仁《あまに》）！

実は、**フラックスシード**はすでに紀元前五〇〇〇年頃のメソポタミアの時代からずっと使われてきた食べ物なのです。ゴマよりやや大きいサイズでコーヒー色をした小粒の種フラックスシードは、今日「ミラクルシード（驚異の食べ物）」と呼ばれて、欧米の健康意識の高い人々の間で関心を集めています。

それもそのはず、フラックスシードの小さな種の中には、心臓病や脳卒中、糖尿病、ガン、便秘、腸炎やクローン病、更年期障害、皮膚疾患などの予防・改善、脳や副腎、内耳の機能保持、ストレスへの強化、うつ状態の改善などに役立つ強力な栄養（リグナンなどのファイトケミカル、不飽和脂肪酸、特にオメガ3脂肪酸、食物繊維）がぎっしりと詰まっているからです。

フラックスシードは何よりも抗ガン、抗炎症、抗バクテリア、抗ウィルス、抗ストレス作用の強いファイトケミカルであるリグナンを、ほかのどんな食品よりも多く含んでいるため（七八～八〇〇倍）、欧米では、この世でナンバー1の抗ガン物質と高く評価されています。ガン、骨粗鬆症、更年期障害などの予防・改善効果は、ダイズに含まれるイソフラボンよりもずっと強力です。

さらにフラックスシードに含まれる脂肪の五三～六二％は、血液をサラサラにし、心臓病や脳卒中を予防するのに役立つα-リノレン酸（オメガ3脂肪酸の一種）です。魚を食べなくても、体はオメガ3脂肪酸からEPAやDHAを作ることができます。

毎日大さじ一杯のフラックスシードをとるのに加えて、少量のクルミやダイズ（黄な粉、納豆、枝豆など）と、たっぷりの緑葉野菜で補えば、体に必要なオメガ3の補給は万全です。また、DHAへの転換が十分に行なわれない人（血液検査で判明）の場合は、植物ベース（微小の藻類から）のDHA脂肪のサプリメント（注）で補うといいでしょう。

フラックスシードはオイルの形（フラックスオイル）でも市販されていますが、すでに述べたように、油は摘出された瞬間から酸化が始まってしまう超加工食品ですから、アメリカの自然食を重視する医師たちはすすめません。毎日大さじ一～二杯の生のフラックスシードをスムージーに入れたり、あるいはサラダの上からふりかけるなどして使います。

（注）植物ベースのＤＨＡ脂肪のサプリメントは左記のとおりです。

（商品名）O-Mega-Zen 3 Vegan DHA Supplement

（発売元）Vegan Essentials

（注文先）www.veganessentials.com

〈生のフラックスシードの国内の販売について〉

本書では生のフラックスシードをおすすめしていますが、最近日本では厚生労働省の規制により、生のフラックスシードには微量のシアン化合物（青酸グリコシド）が含まれるということで、生では販売が許可されなくなりました。「生はダメだが、加熱することによってシアン化合物の毒性は失われるので加工品ならよい」というのが厚生労働省側の主張です。

シアン化合物はブロッコリーなどの野菜や木の実、種子類、ダイズほかの豆類、穀類などにもほんの微量含まれていますが、これは植物が自分の大切な体を外敵から守るためのもので、神様の知恵なのです。したがってアメリカでは、一日大さじ一〜二杯程度のフラックスシードを生でとることに関しては、全く問題視されていません。

アメリカのベジタリアン栄養学の最高権威の一人、マイケル・グレガー医学博士の話では、この化合物は甲状腺の機能を妨げる物質を発生させる可能性があるということですが、甲状腺の機能を正常に保つように、ヨード（海藻に豊富に含まれる）を十分に摂取することと、フラックスシードを一日大さじ三〜四杯以上の量を毎日食べない限り問題はない、といっています。私自身一〇年近く毎日大さじ一〜二杯のフラックスシードやゴマを食べていますが、問題などは何も起きていません。

加熱するとシアン化合物の毒性は消えるかもしれませんが、フラックスシードに含まれる栄養は分子構造レベルで変化を起こします。これを長期間摂取したときに体に与える影響については、今のところ全く未知数です。

研究によると、フラックスシードのα-リノレン酸は加熱しても安定性が良く、パンやマフィンに加えて焼いても、その脂肪酸は熱による影響を受けず、コレステロール値を下げる効果も、生のフラックスシードの場合と同様であるということです。ただし、パン生地と一緒にではなく、直接加熱された場合、フラックスシードに含まれるすべての栄養のバイオアベイラビリティー（生物学的利用能）が、生の場合と同様かどうかの研究は行なわれていません(＊69)。

ナチュラル・ハイジーンでは、すべての木の実や種子類は生で使用するようすすめています。加熱すると、酵素は完全に失われ、脂肪は酸化し、タンパク質は凝固して、バイオアベイラビリティーが低下してしまうからです。

木の実や種子類を食べる自然界の動物たちは、これらの食べ物を加熱することなく生涯食べ続け、人類よりもずっと健康にその寿命を全うし、代々子孫を残してきています。彼らがシアン化合物のために中毒症状を起こして病気になっているという話など聞いたこともありません。

スムージー類

スムージーとは果物を二〜三種類合わせたクリーミーな飲み物のことです。一九八〇年代の中頃からアメリカで流行し始めたこの飲み物は、もはや究極のファストフードとしてアメリカ社会に定着しています。

街のあちこちにあるスムージー専門のジューススタンドでは、出勤前のOLや中年のサラリーマンで朝からにぎわっており、これをクイックランチにする人々も増えてきています。

果物に木の実や種子類をプラスすることによって、ボリュームのあるパワーブレックファストにすることもできます。お勧めしている人や学校に行く子供たちの朝食として、これほど完璧なファストフードはほかにありません。私はこれをよくパワーランチに利用しています。

本書のスムージーのレシピでは、必ずフラックスシードとゴマを使っています。フラックスシードを一晩水に浸しておくと、豊富に含まれるリグナンの働きで、ネバネバ感が出てきます。これがスムージーをヨーグルトのようななめらかな感触にしてくれるばかりか、フラックスシードのさまざまな恩恵を存分に受け取る働きをしてくれます。

街に出回っている乳製品や豆腐を使ったスムージーより何百倍もナチュラルかつヘルシーで、一日をフレッシュに始めるのに最適な飲み物です。

ゴマを入れるのは、その豊富なカルシウムを取り入れて、骨の健康を守るためです。肉体労働や激しい運動を行なう人は、さらに木の実か種子類を大さじ一〜二杯加えるといいでしょう。なお、拙著『子供たちは何を食べればいいのか』でもスムージーのレシピを多数ご紹介しています。

〈フラックスシードが入手できない場合〉

ここでご紹介するレシピは、ヒマワリの種、カボチャの種、カシューナッツなどで代用することも可能です。フラックスシードに含まれる栄養と全く同じものを摂取することはできませんが、スムージーをおいしく楽しむことができます。

ブルーベリー・オレンジ・バナナスムージー 7分 （四日目・朝食）

◆材料（1人分）

フラックスシード（水に一晩浸したもの。なくても可）……大さじ1
ゴマ（生。一晩水に浸したもの）……大さじ1
※水に浸しておくのは4時間で十分だが、朝食にするには起きてからだと間に合わないので、前の晩から浸しておくといい。
ヒマワリかカボチャの種（なくても可）……大さじ1～2
ブルーベリー（生または冷凍）……1～1&½カップ
オレンジ（皮をむき八つ切り。種は出す）……1～2個
※パイナップル（⅛～⅙個）での代用可。
バナナ（冷凍または生）……1本
デーツ（なくても可）……1粒
※デーツとはナツメヤシの実のこと。自然食品の店にあります。

◆作り方

❶前の晩から水に浸しておいたフラックスシードとゴマの水けを切ってミキサーにかけ、ペースト状にする。
❷❶に果物を加え、なめらかになるまで攪拌すれば、できあがり。
［注］ミキサーが回転しづらいようだったら、時々スイッチを止めて、ゴムべらやスプーンで混ぜると回転しやすくなります。作り方は以下のレシピでも同様。

★ブルーベリーは老化予防食品NO.1！

ブルーベリーに含まれるファイトケミカル類が発揮する抗酸化の迫力は、ほかのどんな食べ物もかないません。タンニンやアントシアニン、さまざまなフラボノイド類（カテキン、ミリセチン、ケルセチ

ン、カエンプフェロール）は、目の細胞の酸化、血液循環改善による網膜強化によって、老化に伴う視力の低下を防ぎます。また、ガンや心臓病、老化に伴う脳の衰えや神経伝達機能の低下、アルツハイマー病を予防・改善するなど、めざましい威力を発揮します。

ブルーベリーは今のところ、肉体的、精神的な衰えを逆転させることが動物実験で証明されている唯一の食べ物なのです。

イチゴや緑のサラダ野菜と食べ合わせて、これらの食品に含まれるファイトケミカルとの相乗効果を利用すると、私たちの細胞を毒素の攻撃や老化から守るのに役立つファイトケミカルの修復メカニズムがさらにアップします。

これらの効果はサプリメントで摂取しても期待できません。生、冷凍、乾燥のブルーベリーを積極的に利用するようにしましょう。

乾燥したものは一晩水に浸してから使います。

モモとバナナのスムージー　7分

◆メモ

モモは皮をむき、スライスして冷凍できますので、このスムージーが気に入ったら、モモの季節には産地から箱ごと購入して冷凍保存すると、秋や冬になってからでも楽しめます。

◆材料（1人分）

フラックスシード（一晩水に浸したもの。なくても可）……大さじ1
ゴマ（生。一晩水に浸したもの）……大さじ1
モモ（皮をむきスライス）……2個
冷凍バナナ（スライス）……1～2本

ブドウとナシのスムージー　10分

◆材料（1人分）

フラックスシード（一晩水に浸したもの。なくても可）……大さじ1
ゴマ（生。一晩水に浸したもの）……大さじ1

【モモとバナナのスムージー】

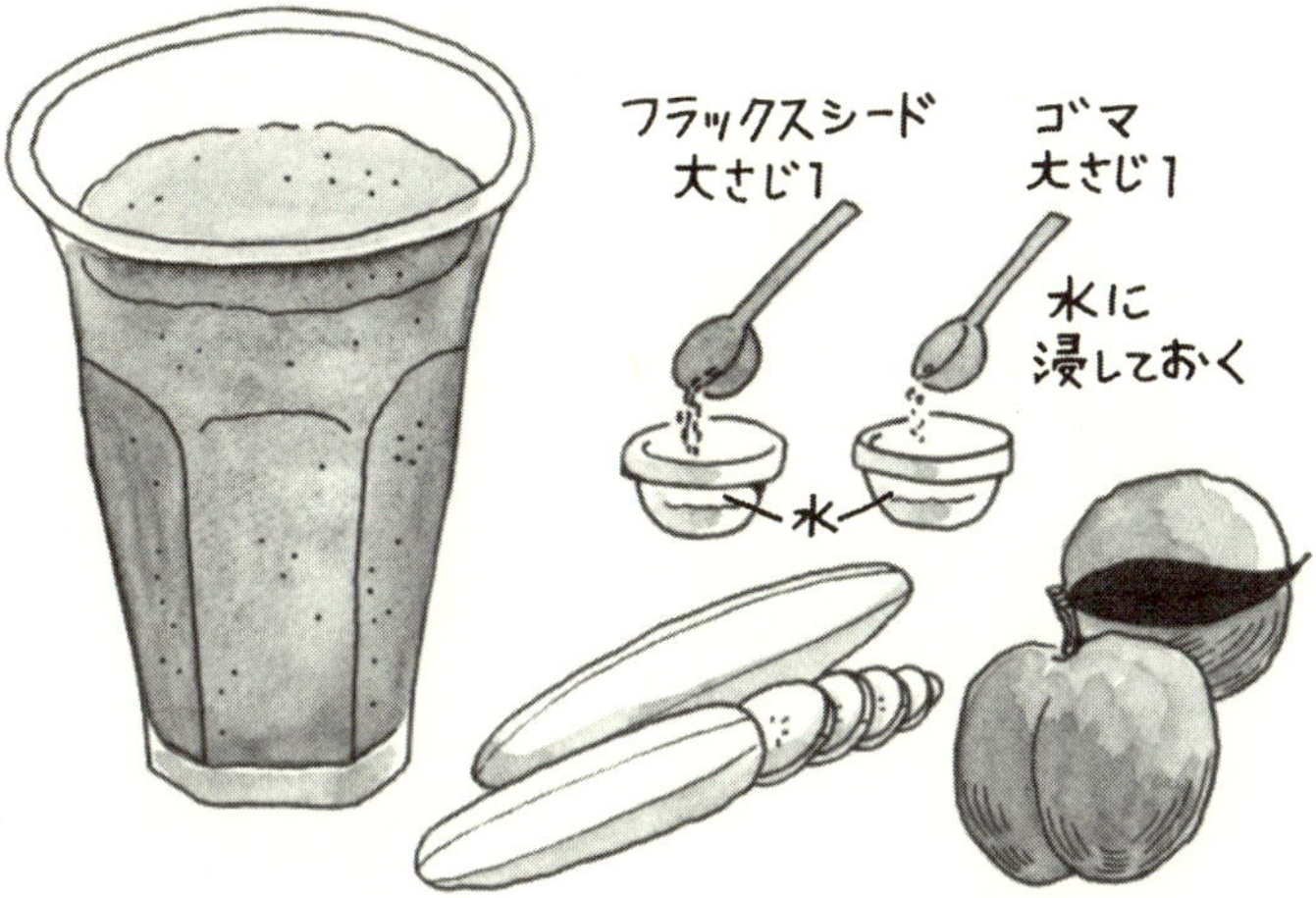
フラックスシード
大さじ1
ゴマ
大さじ1
水に
浸しておく
水

ブドウ……………………………………1～2カップ
ナシ（皮をむき、芯をとってざく切り）…………1個
※オレンジでも代用可。

★ブドウで生活習慣病撃退！

コーンフレークスの生みの親、ジョン・ハーヴィー・ケロッグ博士は一八七〇年、ミシガン州バトルクリークにある彼の有名なクリニックで、高血圧の患者を治療するのに一日一〇～一四ポンド（約四・五～六・四キロ）のブドウだけを食べるように指導していたといいます。(*70)

紫の**ブドウ**には、血圧を下げる効果があることを、最近ミシガン州のラディアン研究所が行なった「血圧とブドウジュース摂取に関する研究」が証明しています。(*71) ブドウは動脈壁の弾力性を高め、これがおそらく血圧を下げるのに役立っていると研究者らはみています。また、ブドウは血液凝固を防ぎ、LDL（悪玉）コレステロールの酸化を防ぐことによって、心臓の健康を改善するのに役立つことも明らかにされています。

ブドウにはレスベラトロール、ケルセチン、アントシアニン、カテキンなどのファイトケミカルが含まれています。レスベラトロールは主にブドウの皮や種に含まれ、乳ガン、肝臓ガン、大腸ガンなどと闘ったり、心臓病を減らしたり、脳卒中患者の脳のフリーラジカルを吸収して、ダメージがそれ以上広がるのを阻止したり、炎症を抑える特質もあります。『ブドウ治療（The Grape Cure）』には「ブドウはガンを含むほとんどすべての病気を治すのに役立つ」と書かれています。

「ブドウは皮ごと食べる」、これは欧米人にとってはあたりまえのことなのですが、どういうわけか、日本人は皮のところを捨ててしまっています。肝心な栄養をいちばん含んでいる部分なので、非常にもったいない話だと思います。

皮ごと食べるのは抵抗があるという人は、スムージーにすると、抵抗なく食べることができます。果肉の一〇〇倍ものファイトケミカルが含まれるという種も、スムージーにすれば容易に吸収されます。

イチゴのクリームパフェ　10分　（7日目・昼食）

◆メモ

牛乳アレルギーで牛乳や生クリームが食べられず、アイスクリームやフルーツパフェを我慢していた人にとって、とても喜ばれるレシピです。乳製品を使わなくても、こんなにおいしいフルーツパフェができあがります。

［注］牛乳・乳製品は体にとって好ましい食べ物ではありません。アレルギーばかりか、ガン（特に大腸ガンや乳ガン、前立腺ガンなど）、肥満、心臓病、骨粗鬆症、小児糖尿病、幼児の貧血、関節炎、慢性関節リウマチ、耳の炎症、下痢や腹痛、お腹の膨満感ほか、さまざまな健康上の障害と密接に関わっているのです。

◆材料（1人分）

イチゴ（洗って水けをふき取り、へたを取る）……2カップ

アボカド……………………………………1個
デーツ（細かく刻む。なくても可）…………1個
イチゴ（スライスする。飾り用）………2粒
キウイ（スライスする。飾り用）………½個

◆作り方

❶イチゴをミキサーにかけてジュースにする。
❷❶にアボカドとデーツを加えて、なめらかなクリーム状になるまで攪拌する。
❸グラスに盛り付け、飾り用のイチゴとキウイをあしらえば、できあがり。

◆バリエーション

季節によりイチゴの代わりにモモ、マンゴーなど。

【イチゴのクリームパフェ】

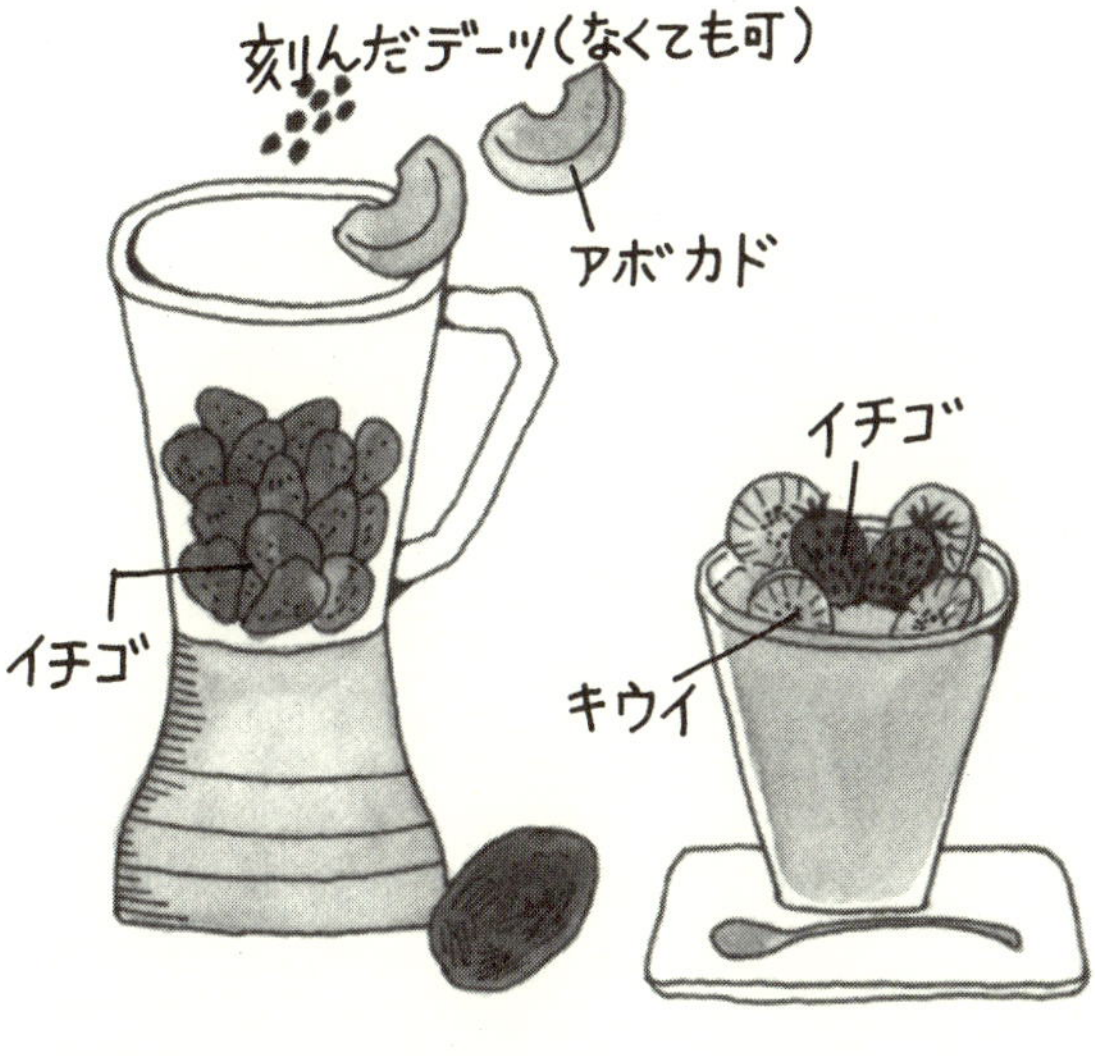

野菜ジュース類

野菜ジュースは健康で長生きするための基本中の基本です。超健康革命のヘルスプログラムの基本は、体の中を常にクリーンに保つことだ、ということはすでにお話ししました。

体内をクリーンに保つために最も必要になるのが「果物と野菜」です。なかでも野菜ジュースが重視されるのには、きわめて重要な理由が三つあるからです。

一つ目の理由は、最も上質でベストのアルカリ性の水を野菜から取り入れることができるためです。

二つ目の理由は、その野菜の中の水から、人工的に、また機械的に抽出することができるすべてのファイトケミカル類とミネラル成分、ビタミン、酵素などを搾り出してくれるためです。

抗酸化栄養物質やバイオフラボノイド類、カロチノイド類などのファイトケミカル類は、コレステロール値を下げる、炎症を著しく減らす、ガンと闘う免疫組織の能力を著しく強化するなど、さまざまな方法で体に役立ちます。ジュースからたくさんの酵素を取り込むと、体の食べ物の消化をスピードアップして、栄養を体の組織の中に早く運び込み、消化器官への負担を軽くしてあげるのを助けます。

三つ目の理由は、生命力に富んだ水をたくさん取り込み、体内の浄化を積極的に行なうためです。

もちろんジューサーを使用することによって、ある程度の栄養の破壊や酸化が生じ、生の野菜に含まれるこれらのすべての栄養を、一〇〇%体内に取り込むことは不可能ですが、一度にそうたくさんとることはできない量の野菜を、ジュースにすることによって、その栄養を効率よくたくさん取り込めるというメリットがあります。

加齢とともに歯が衰え、生野菜を噛むことができなくなる高齢者の場合は、質の高い栄養を豊富に摂取するために、ジュースを利用すべきであることは、いくら強調しても強調し足りないくらいです。

一〇九歳まで現役で精力的に仕事をし、眠っている間に亡くなったノーマン・ウォーカー博士（一九ページ参照）は、ジュースダイエットのエキスパートとして今、世界中で高く評価されている科学者です。

博士は晩年、「自分が健康で長生きできたのは、まぎれもなくジュースのおかげである、と確信している」と書いています。

博士は若い頃神経炎を伴う重症の肝硬変で余命数週間といわれていたのを、野菜ジュースで克服し、すばらしく健康な体に変身させたのです。博士はそれ以来五〇年以上にわたり、さまざまな病気で苦しんでいる人々の健康を、ジュースダイエットで回復させることに貢献してきました。

そのなかの一人で、さまざまな臓器に障害があった七〇代後半になる女性は、博士のすすめるジュースを消化器官が受け入れないほどの病人でした。

しかし、少しずつ受け入れるようになり、野菜のジュースが与えてくれる生きた生命力のおかげで健康を回復していることがわかったとき、「施設に入ってしまうと、このやり方でケアをしてもらうことは期待できないので、私は自宅でせっせとジュースを飲んで健康回復に努めています」という手紙をウォーカー博士に送っています。

高齢者のケアが深刻な問題になっている今日、私たちは年をとると、病気になるのがあたりまえという概念で、憂鬱な高齢化社会と向き合って暮らしています。年をとっても病気にならない方法があるにもかかわらず、非常に多くの人がそのことを知らないというのは悲しいことです。

医療費問題で悩みたくなかったら、そして病院や老人ホームなどの施設で不自由な老後を送るのではなく、健康で溌剌として自由自在に生きるバラ色の人生にしたかったら、今日早速、ジューサーに投資し、毎日野菜のジュースを搾って飲み、いくつになっても、健康な体を維持していくことです。

「ジューサーを毎日利用することによって、私たちは不必要な病気や、それに伴う治療や手術などを避けることができる」とウォーカー博士は言っています。

　国産・輸入品を含め、いろいろなジューサーが出回っています。米国製のチャンピオンジューサーは高速回転式であるために、多少の栄養破壊は免れませんが、国産品よりもモーターが強く頑丈なうえ、カスの始末が楽なこと、アイスクリームやナッツバターが作れるといったメリットがあります。

　最近は低速回転式のジューサーでも、かなり手頃な価格のものが出ています。ジューサーはミキサーよりも値段が張りますが、投資する価値があります。病気になったときにかかる費用のことを考えたら、ジューサーの費用などは比較にならないほど安い投資です。

〈ジューサー取り扱い業者（価格は税込み）〉

◎「チャンピオンジューサー」（高速回転式、医聖会会員用価格五万一〇三〇円、送料込み、別途入会金一〇五〇円、販売元・医聖会）
〒二九六-〇二三三　千葉県鴨川市金束四一九
TEL　〇四-七〇九八-一〇三七
FAX　〇四-七〇九八-一〇六七

◎「ローベジ多機能ジューサー」（低速回転式、三万一二九〇円、販売元・ライフコレクション）
〒二二三-〇〇三二　横浜市港北区太尾町一〇〇-一-四〇三
TEL　〇四五-五四〇-一〇三九
FAX　〇四五-五四〇-一〇三二

◎「イキイキ酵素くん」（低速回転式、二万九八二〇円、販売元・オデオコーポレーション）
〒四一〇-二三二一　静岡県伊豆の国市一〇四-一〇〇八
TEL　〇一二〇-〇四三-八三二
FAX　〇五五-九四八-五〇四二

◎「グリーンパワー　しぼるくん」（低速回転式、九万九七五〇円、販売元・恵友物産）
〒一九一-〇〇六五　東京都日野市旭が丘一-二八-一八-二〇四

TEL　〇四二―五八一―二三九五
FAX　〇四二―五八一―二三九六

野菜ジュースカクテル　10分
（1日目と7日目・夕食）

◆材料（1～2人分）

ニンジン……………………中2本
パセリ………………………2～3本
小松菜かホウレンソウ……2～3株
※ケールの葉3～4枚で代用可。
リンゴ（好みで）…………1/3個
キャベツ……………………1カップ
セロリ………………………1本
ピーマン……………………1～2個
キュウリ……………………1本

◆作り方

❶材料を配列順にジューサーに入れてかければ、できあがり。

★ニンジンジュースに関するQ&A

Q1　ニンジンは加熱してからジュースにするべきか？

A　ニンジンにはアスコルビナーゼ（アスコルビン酸酸化酵素）というビタミンCを破壊する強力な酵素が含まれているため、ジュースを作るときには、ニンジンを加熱してから使用するように、と日本の栄養士はすすめています。

しかし、野菜ジュースに生のニンジンを使ってビタミンCが多少破壊されたとしても、本書のプログラムでは、朝食の果物や昼食と夕食にとるサラダから、体が必要とする以上のビタミンCを摂取していますので、全く心配はいりません。

それよりも、ニンジンを加熱すると、生きている酵素や太陽から与えられた生命力が失われてしまいます。こちらのほうがずっと問題です。アスコルビナーゼの問題は、果物を十分にとっていない人が考慮すべき問題ですし、ビタミンCは野菜よりも果物にずっと豊富に含まれています。私たち人類や霊長類のような果食動物は、ビタミンCを果物からとるように作られているのです。

Q2　ニンジンジュースを飲み続けたせいか、肌が黄色くなってしまったのだが、問題はないのか?

A　肌の変色は、ニンジンの摂取によってニンジンに含まれているカロチンが皮膚を通して排泄されたからではありません(ミカンも同様)。

これはジュースのおかげで体の浄化が活発になり、肝臓や胆嚢《たんのう》から排泄される大量の毒素が、大腸や泌尿器官(腎臓、尿管、膀胱、尿道)からだけでは十分に排泄しきれないために、リンパ液を通して皮膚の毛穴に運ばれ、そこから排泄しているという「浄化のサイン」なのです。ひとたび肝臓と胆嚢が完全に浄化され健康になると、皮膚の変色は瞬く間に消えていきます。

先に述べたノーマン・ウォーカー博士はニンジンジュースを毎日一~二リットル飲んでいたといいます。私も博士のアドバイスを受け入れている一人ですが、手の色は一〇年以上もの間赤茶色をしていました。もとのような肌になり始めたのはつい最近のことです。皮膚の色が変色していても、これまでこんなに健康だったことはなかったほど健康なはずですから、何も心配することはありません。医者に見せると、ジュースをやめるように言われることがよくありますが、ナンセンスです。

ニンジン・ブロッコリー・ジュースカクテル　5分　(2日目・昼食)

◆**材料**(1人分)

ニンジン……………………2本
ブロッコリー………………1株
※キャベツでも代用可。

◆**作り方**

❶材料をジューサーにかければ、できあがり。

★**ブロッコリーはガン予防の決定打!**

ブロッコリーはガンの予防・改善に役立つファイトケミカルの宝庫です。研究によると、ブロッコリーをたまにしか食べないという人は、いつも食べている人に比べ、特定のガンになるリスクが一〇倍にもなります[*72]。ブロッコリーを週に三回以上食べている人は、特定のガンになるリスクを九五％も減らすことができます。ブロッコリーには発ガン性物質の解毒力を高めるグルコシナレートと呼ばれる化学物質（ファイトケミカルの一種）が含まれているのです[*73]。

また、ブロッコリーには、胃炎や胃潰瘍を引き起こしたり胃ガンのリスクを高めるバクテリア（ヘリコバクターピロリ菌）を殺す効果のあるファイトケミカル、サルフォラフェーンも含まれています。この物質は、抗生物質に耐性をつけた強烈タイプのヘリコバクター菌をも殺す力があるといいます[*74]。

さらに、ブロッコリーに豊富に含まれるイソチオシアナートやジインドールメタン（ＤＩＭ）などのファイトケミカルも、ガンを予防するばかりか、ガン細胞の成長を阻止するのに役立っています[*75]。

ブロッコリーに限らず、アブラナ科の植物（ブロッコリースプラウツ、芽キャベツ、キャベツ、ケール、からし菜、高菜、野沢菜、カブの葉など）やその他の緑野菜にも、さまざまなガン（胃、肺、前立腺、大腸などのガン）や潰瘍を予防・改善するのに役立つファイトケミカルが含まれています（抗ガン作用はブロッコリーが最も強い）。

どんな緑野菜でも、毎日食べることによって、体内を解毒し、潰瘍やガンになるリスクを大幅に減らすことができますので、毎日召し上がることをおすすめします。

キャベツは硫黄を多く含むため、キャベツだけのジュースでは、オナラの連発に悩まされます。そこでニンジンとミックスすることをおすすめします。

ウォーカー博士は、潰瘍がある人は、一日におよそ五〇〇〜一〇〇〇mlとることをすすめています。新聞やテレビが宣伝しているキャベツエキス入りの薬よりも、搾りたてのキャベツジュースのほうが、ずっと効果があります。

緑野菜はニンジンと組み合わせてジュースにする

と、抵抗なくたくさん摂取することができます。

ニンジン・セロリ・ジュースカクテル　5分

（4日目・昼食）

◆材料（1人分）

ニンジン……………………2本
セロリ……………………½〜1本

◆作り方

❶材料をジューサーで搾れば、できあがり。

グリーンジュースカクテル　10分

（4日目・夕食、7日目・昼食）

◆材料（1人分）

オレンジ（皮をむき、八つ切り）……1〜2個
ホウレンソウ（刻む）……………1カップ
※小松菜、ケール、ターツァイなどで代用可。
パセリ（刻む）……………………1カップ
ブロッコリーかキャベツ（刻む）……1カップ
セロリ（刻む）………………½〜1本
ピーマン（刻む）……………………1個

◆作り方

❶材料をジューサーで搾れば、できあがり。

◆バリエーション

オレンジの代わりに、ミカン、ブドウ、パイナップル、キウイ、モモ、リンゴ、ナシなどを使ってもよい。

サラダ

★サラダこそ超健康を極めるための早道！

長寿と健康を促進し、減量効果を高めるのに、最もパワフルな効果がある食べ物は緑の生野菜たちです[*76]。また世界の健康と栄養のエキスパートたちは、ガンや心臓病、脳梗塞、糖尿病などの生活習慣病を予防し、老化のスピードを遅らせる秘訣は、もっとたくさんの野菜と果物をとることだといっています[*77]。

その理由は、これらの食べ物は豊富な太陽エネルギー、生命力の源である酵素、葉緑素、ファイトケミカル類、ミネラル類、ビタミン類、食物繊維、アルカリ性の水など、私たちの体を老化や病気から守るのに役立つ貴重な栄養の宝庫だからです。

本書の食事プログラムの**昼食と夕食の主役は、新鮮な生の野菜サラダ**です。サラダと聞くと、日本の人たちは、ポテトサラダやカニサラダ、マカロニサラダといった加熱調理しマヨネーズであえたものを想像するに違いありません。

しかし、このようなものはサラダではありません。これらは肉や魚介類、チーズ、卵、野菜などを混ぜ合わせたバイキング料理です。**「本物のサラダ」とは、新鮮で加熱していない緑野菜の取り合わせ**のことなのです。

英語で「サラダ（salad）」とは緑野菜やハーブのことで、語源はラテン語の「salt」、すなわちミネラル塩類からきています。緑野菜やハーブには、ナトリウム塩ばかりか、カリウム塩、カルシウム塩、マグネシウム塩など、私たちの体液や汗の重要な成分となるものが豊富に含まれています。

これらのミネラル塩は、私たちの体液の中に溶けていて、体が体液のpHバランスを保ったり、神経伝達、筋肉収縮などの作用を行なうのに役立っています。正しいpHバランスを保つには、これらのミネラル塩を、加熱によってミネラル塩や酵素を失っていない、新鮮な生の野菜（サラダのこと）から豊富にとる必要があるのです。ミネラルを豊富にとらないと、私たちの体は正常に機能していけません。

科学は生野菜を豊富にとることの重要性を克明に証明しているにもかかわらず、正しい情報と真の栄養教育が不足している日本では、この強力な防衛力を利用している人は一万人に一人もいないのではないでしょうか。病気を予防し超健康をきわめるには、「ご飯が主食」というこれまでのパラダイムを転換し、**サラダを食事の中心に据える**という習慣を身につけることから始める必要があります。

日本人、特に高齢者の多くは、漬け物以外の野菜を生で食べる習慣がありません。たとえサラダを食べるにしても、その量は、栄養のほとんどない丸いレタスの葉がせいぜい二〜三枚とキャベツや大根の千切りが½カップほど、キュウリの薄切り二〜三切れ、缶詰のコーンが大さじ一〜二杯、くし形に切ったトマトが一〜二切れといったところで、緑の濃い葉野菜など全く入っていません。これでは私たちが病気を予防し、スリムで健康な体を維持していくうえで必要な栄養はほとんどとれません。

本書で皆さんにご紹介するサラダというのは、濃い緑の葉もの野菜各種と、オレンジ色のニンジンや黄色いピーマン（パプリカ）やカボチャ、赤いピーマンやラディッシュ、紫のキャベツやビーツ、タマネギ、黄色いスカッシュ、緑のブロッコリーやピーマン、オクラ、モロヘイヤ、オカヒジキ、そのほかありとあらゆる野菜を使って、大きなディナープレート（直径二七センチ程度の大皿）の上で虹を描いたもののことです。たいていの日本人はびっくりしてこう叫びます。

「私たちはニワトリじゃないんだから、そんなに生の野菜ばっかり食べられませんよ」

私たちの共通の祖先で、消化器官は今日でも瓜二つの野生のチンパンジーたちの食事は、その五〇％が果物、そして四〇％が加熱していない緑の野菜（草や柔らかい若葉＝サラダ）であるということを思い出してください。私たちは生物学的に、サラダを食べるように作られているのです。

摂取カロリーの四〇％を緑葉野菜で構成した食事となると、女性の場合、およそ三・四キロもの野菜をとらねばならなくなり、現実問題としては不可能です。ちなみに日本の厚生労働省がすすめている「健康日本21」の指針では、野菜の一日摂取量をわずか三五〇gとすることを目標としているにすぎません（現状二九二g）。

しかし、果物の朝食のあと、昼と夜の食事では、野菜ジュースに加えてサラダをメインコースにすることを心がければ、政府の定める目標（三五〇g）の二倍を難なくクリアできるばかりか、タンパク質さえも、政府が定める所要量以上を摂取することができます。

和食ブームや「粗食のすすめ」ブームに乗って、健康志向の意識が高い人々の間では、プラントベースの食事を心がける人がかなり増えてきてはいますが、そうした人たちでも、食べている野菜は加熱して酵素やオーガニックミネラルを失った生命力のないものがほとんどです。残念ながら、**加熱調理したものは死んだ食べ物**です。栄養がすべて生きているサラダ野菜にかえていくことの重要性をぜひ認識してください。

これまでサラダを食べ慣れていなかった人も、今日から早速、生きている食べ物をメインディッシュにする食べ方を始めてみてください。大自然が私たちのために用意してくれた力強い生命力をたくさん享受できるはずです。さらにすばらしいことに、脂肪や塩分の摂取量を劇的に減らし、ファイトケミカル類や酵素、ミネラル、ビタミン、食物繊維などをたっぷり摂取できます。

「生のものは体を冷やす」「過熱していないと病気を引き起こす」と信じきっている人々が多い日本の社会では、大きな意識改革を求められることになるに違いありません。

体にとってサラダが不可欠であることや、加熱調理したものには命がないことを学んでいても、温かい食べ物の匂いが官能を刺激するために、加熱料理を食べなければ満足できないという人がたくさんいます。

そのためご飯や味噌汁、温かいおかずなどを先に食べてしまい、結局サラダはもうお腹一杯だから食べられないといって残してしまうのです。

本来は、サラダでお腹をいっぱいにして、ほかのものはもう満腹で食べられないとするべきところが逆になってしまっているのです。

まずはサラダを先に食べることを実行するようにしてください。ほかのものはそのあとの胃袋のゆとりを満たす程度に食べるようにすることが肝心なのです。

初めのうちは、かなりの辛抱が要求されるかもしれませんが、かけがえのないあなた自身を大切に思う気持ちがあれば、できるはずです。

自分自身との間に二一日間の協定を結んで努力してみてください。二一日間続けてしまえば、それはあなたの習慣として第二の天性になるはずです。今ここで、これまでの食生活を変え、生きているものをもっともっと食べるような習慣をつけることです（一二六ページ参照）。

自分の健康は自分でしか守れません。厚生労働省や医者、ましてや製薬業者や食品業者が保証してくれるわけではないのです。自分自身が大切でしたら、今日から緑の野菜サラダをメインディッシュにすることです。

★サラダをいつでも用意しておける方法

緑のサラダ野菜（レタス類、小松菜、ホウレンソウ、ミズナ、春菊、ケール、モロヘイヤ、ターツァイ、チンゲンサイ、クレソン、ルッコラなど）は、買い物から帰ったら、洗ってよく水を切り、キッチンペーパー（ペーパータオル）か普通のタオルに包んで、大きなタッパーウェアのような密閉容器に入れて冷蔵庫にしまっておくと便利です。

トマトやセロリ、キュウリ、ピーマン、スカッシュ、ズッキーニ、オクラなども洗って水けをふき取り、タッパーウェアに入れてしまっておきます。サラダを用意するときは、これらの密閉容器を冷蔵庫から出してくれれば、あとはちぎったり、切ったりするだけです。

輸入品取扱店などでの、サラダ野菜の水切り器のご購入をおすすめします。

私が使っているのはスイス製のもので、大きなボウルとその中にざる状の水切りボウルが入るようになっているものです。蓋に紐がついていて、その紐を引っ張ると中の水切りボウルが回転して、サラダ野菜の水切りがあっという間にできてしまうという非常に便利な製品です。

これが手に入らない場合は、洗った野菜を大きなタオルに包んで、庭かお風呂場で思いっきり振り回すと、野菜の水切りがうまくできます。エクササイズのつもりでやってください。腕のいい運動になります。

スーパーヘルスサラダ　10分

（1日目・昼食、5日目・夕食）

このサラダは超健康革命の「サラダレシピの基本」です。

◆ベーシックの材料（大盛りの1人分）

レタス（コスレタス、サニーレタス、リーフレタス、サラダ菜などの取り合わせ。一口大にちぎる）……2カップ

［注］丸いレタスには栄養がほとんどありませんので使いません。

ホウレンソウ、小松菜（またはケール、春菊など。一口大にちぎる）……2カップ

ミズナ、ルッコラ（ロケットサラダ）、ミツバ、クレソン、モロヘイヤ、つまみ菜、白菜、パクチョイなど（一口大にちぎる）……1カップ

キュウリ（スライス）……1/3～1/2本

キャベツ（緑または赤。千切り）……1/4～1/2カップ

トマト（さいの目切りかスライス）……1/2個

※プチトマト3～4個で代用可。

万能ネギ（小口切り）……大さじ1～2

※赤タマネギのスライスで代用可。

緑豆モヤシか自家製スプラウツ（ヒマワリの種かレン

【スーパーヘルスサラダ】

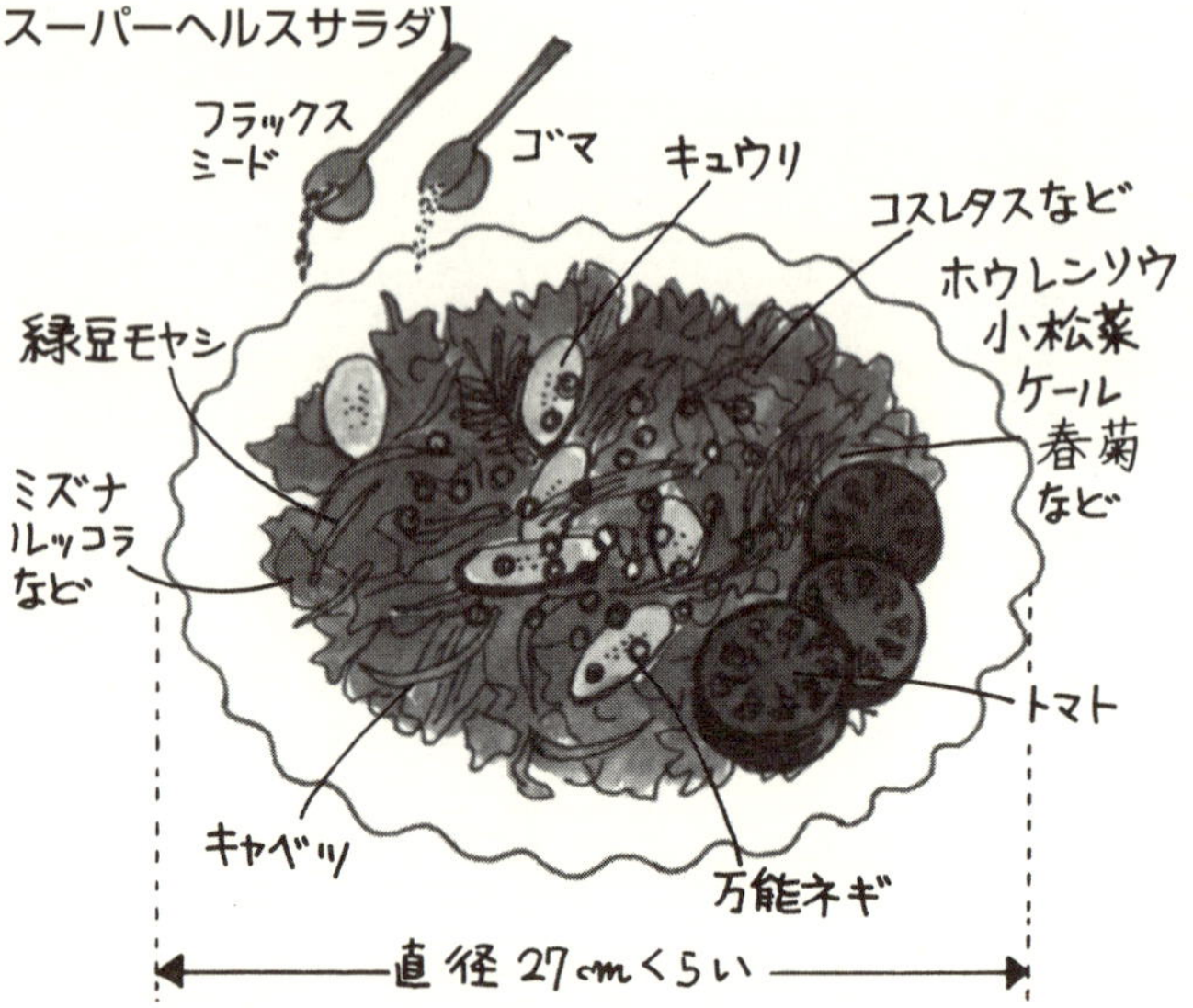

ズマメなど）……………………………………適宜

フラックスシード（粉末にする。なくても可）……………………………………大さじ1

ゴマ（生。粉末にする）……………………………大さじ1

◆バリエーション

ニンジン、カボチャ、アスパラガス、ズッキーニ、スカッシュ、長イモ、セロリ、ブロッコリー、カリフラワー、チコリ、エンダイブ、サヤエンドウ、ニガウリ、オクラ、マッシュルーム、色とりどりのピーマン、カブ、大根、ラディッシュ、ビーツ、オリーブ、ヒジキ、ワカメ、ふのりほかさまざまな海藻類、ハーブ類（バジル、オレガノ、タイム、タラゴン、コリアンダー、ミントほか）、赤タマネギ、万能ネギなどを適宜、スライスや千切り、みじん切りなど、好みの大きさに切って加える。

◆作り方

❶大きなボウルでフラックスシードとゴマ以外の材料を合わせる。

❷好みのドレッシング（三三二ページ参照）であえ

て、お皿に盛り付け、フラックスシードとゴマを上からかける。お皿は直径二七センチほどの大皿、またはラーメン丼がおすすめです。

◆**サラダが噛めない高齢者の方へ**

一般に高齢者は噛む力が弱く、生の野菜をよく噛むことができません。ここでご紹介するようなサラダは噛めないからいらないといって敬遠せずに、材料をみじん切りにしたり、「ブレンドサラダ」（三三七ページ参照）にして召し上がることをおすすめします。

また、ヘルシーな栄養摂取を心がけるにはまず、自分の口にあった入れ歯を作ることが重要であることはもちろんです。

ホウレンソウとエリンギのソテー入りグリーンサラダ

15分

（1日目・夕食）

◆**材料（1人分）**

レタス類、ミズナなど緑のサラダ野菜（一口大にちぎる）……3カップ

キュウリ（スライス）……½本

プチトマト（半分に切る）……5〜6個

ホウレンソウか小松菜（3〜4センチに切る）……100g

エリンギ（適当な大きさに切る）……50g

だし汁か水……大さじ2〜3

酒（なくても可）……少々

たまり醤油……小さじ1

フラックスシード（粉末にする）……大さじ1〜2

◆**作り方**

❶洗ったホウレンソウとエリンギ、だし汁、酒を多重層鍋に入れ、蓋をして火にかける。

❷蒸気が出てきたら醤油を加え火からおろす。

❸全体を手早く混ぜて再び蓋をし、1〜2分おく。

❹❸を汁ごと、サラダ野菜に加えてあえる。

❺キュウリとプチトマトを飾り、フラックスシードをトッピング代わりに振りかければ、できあがり。

◆**メモ**

煮汁がドレッシングの代わりをしてくれるので、あ

えてほかのドレッシングは必要ありません。キノコとホウレンソウそして醤油が、緑のサラダ野菜を食べやすくしてくれます。

ヒジキ入り納豆サラダ　10分　（2日目・昼食）

◆材料（1〜2人分）

納豆……1パック
万能ネギ（小口切り）……2〜3本
オクラ（生か軽く蒸して小口切りにする）…4〜5本
ヒジキかワカメ（ヒジキは4〜5センチに切る）……戻して½カップ
赤ピーマン（千切り）……½カップ
カボチャ（生）（皮を取って千切り器で細くおろす）……大さじ2
練りガラシ（好みで）……小さじ¼
※粒マスタード（小さじ⅓）で代用可。
たまり醤油……小さじ⅓〜½
白ゴマ（粉末にする）……大さじ1〜2
スーパーヘルスサラダのベーシック材料（三一五ページ）……1〜2人分

◆作り方

❶オクラを蒸す場合は、小鍋に大さじ1〜2杯の水とオクラを入れ、蓋をして火にかけ、沸騰したら冷水にとって色止めする。
❷すべての材料を合わせ、用意したお皿の上にサラダを盛り付ければ、できあがり。

★「NATTO（納豆）」はもはや国際語！

納豆はガンから心臓病、脳卒中、糖尿病、骨粗鬆症、痴呆、更年期障害など、加齢に伴うさまざまな病気予防や、消化促進、腸内環境の改善、免疫機能の強化、更年期障害の緩和や潤いのあるお肌作りに至るまで、さまざまに役立つ「究極の自然食品」だというインターネット情報が世界中を駆け巡っています。

血栓を溶かす酵素ナットウキナーゼや、血栓ができるのを防ぐ働きのあるピラジン、コレステロール値を下げるのに役立つレシチンを豊富に取り込み、血液中に血栓ができないようにすれば、心臓病や脳卒中、老人性痴呆症を予防できるからです。

危険な副作用を伴う血液凝固抑制剤より、どれだけ安全で安上がりの対策でしょうか。私の歯科医（アメリカ人）は、私が歯のクリーニングをしてもらいに行くたびに、「ＮＡＴＴＯ」の新しいレシピをほしがります。

納豆の中のフラボノイドは乳ガンや子宮ガン、前立腺ガンなどの予防に役立つほか、女性のＰＭＳ（月経前緊張症）や更年期の不快な症状を減らすのにも効果的です。また、骨の形成を助け、骨密度を高めるためのキーファクターであるビタミンＫはなんとチーズの一〇〇倍も含まれています。

納豆菌はさまざまな消化酵素（プロテーゼ、アミラーゼ、リパーゼ、セルラーゼほか）を生み出して消化を助けたり、腸内の善玉菌（ビフィズス菌）の繁殖を活発にさせるオリゴ糖も作ってくれます。

豊富に含まれる食物繊維（一〇〇g中七g）のうち、セルロースは腸内細菌によって分解されて、めざましい抗酸化活動力を発揮したり、免疫機能を最大限にするのに不可欠な短鎖脂肪酸を作り出すのに役立ちます。ペクチンはコレステロール値の降下、血糖値の正常化、ガン予防などに役立ちます。

同様にレシチンには界面活性作用があるため、皮膚の水分と脂分とのバランスをとり、美容効果を発揮したり、コレステロール値を下げるのに役立ちます。また、すばらしいビタミンＥ源でもあります。

こんなすばらしい「ＮＡＴＴＯ」を緑野菜のサラダ、ヤマイモ、お蕎麦と合わせることによって、これらの食品の持つヘルス効果を同時に取り込むという贅沢なレシピが、三五四ページの「納豆入り山かけサラダ蕎麦」です。

ヤマイモにもデンプン分解酵素アミラーゼが大根の数倍も含まれていますので、納豆菌が作り出す酵素とともに消化を助け、体の貴重な酵素を消化のために大量に奪われるようなことがありません。

お蕎麦は米や小麦と違ってアルカリ形成食品のため、体が酸性に傾くのを防ぎます。

昼食を外でとる人は、途中でサラダを買ってから行きつけのお蕎麦屋さんへ行き、とろろ蕎麦を注文するという手があります。この頃はレタスなどの緑野菜を洗ってカットしたものがパッケージに入って売られています。家庭でいただくように、ふんだんに食べるというわけにはいきませんが、お蕎麦だけを食べる食べ方よりもずっとヘルシーです。お蕎麦屋さんで持ち込みをとがめられたときには、「医者から生野菜と一緒に食べなければならないと言われているから」と断われば、たいてい大丈夫です。

こういう人が増えてくれれば、いずれは日本のお蕎麦屋さんでもサラダを注文できる日がくるかもしれません。私は心からそう願っています。

アメリカにあるジャパニーズレストランでは、オーガニック野菜のサラダとざる蕎麦や山かけ蕎麦を注文することができます。アメリカ社会では、サラダをとることが定着しているのです。

海藻サラダ

10分（海藻を戻す時間を除く）（3日目・昼食）

◆メモ

海藻の別名はシーベジタブル。海の野菜たちのことで、ミネラルの宝庫です。色とりどりの海藻は野菜と同じように、ファイトケミカルも豊富。たっぷりいただくにはサラダがいちばんです。

◆材料（1人分）

海藻類（色とりどりの海藻を水に戻して一口大に切る）……1～2カップ
レタス（2種類。一口大にちぎる）……2～3カップ
キュウリ（薄切り）……½本
赤タマネギ（みじん切り）……大さじ2
※万能ネギ（小口切り）大さじ2～3での代用可。
味噌ハーブドレッシング（三三五ページ）か好みのドレッシング……適宜
フラックスシード（粉末にする。なくても可）……大さじ1

ゴマ（生。粉末にする）……大さじ1

◆**作り方**

❶味噌ハーブドレッシングまでの材料を合わせ、最後にフラックスシードとゴマを上から振りかけるだけで、できあがり。

［注］海藻に塩分が含まれているので、ドレッシングは控えめに。特にワカメは塩分が多いため少なめにし、ふのりやヒジキなどを多くします。ヒジキはカルシウムの宝庫です。

青菜のゴマあえ　10分　（3日目・夕食）

◆**メモ**

通常ゴマあえには砂糖や酢を使いますが、本書のレシピでは、代わりに柑橘類の自家製ジュースを使います。柑橘類は天然のクエン酸が豊富に含まれているばかりか、その糖分（果糖）は砂糖よりもずっとヘルシーです。

◆**材料（1人分）**

青菜（ホウレンソウ、小松菜、春菊、チンゲンサイ、トウミョウなど）……3〜4株
水……大さじ1
ゴマ（生。すりたてのもの）……大さじ2〜3
ミカン、オレンジ、グレープフルーツなどの搾り汁……大さじ1
たまり醤油……小さじ1/2〜1

◆**作り方**

❶青菜と水を厚手の鍋（多重層鍋など）に入れ、蓋をして火にかける。

❷蒸気が出てきたら冷水にとって色止めし、4〜5センチの長さに切る。

❷ボウルにゴマ、柑橘類の搾り汁、たまり醤油を合わせ、❷を加えてあえれば、できあがり。

［注］ゴマの香りを楽しみたい人は、フライパンで軽く煎《い》るといいのですが、加熱すればするほど酵素やビタミン、ミネラルなどの栄養が失われていくことを忘れないでください。

◆**バリエーション**

ブロッコリーのゴマあえもおいしいです。

【青菜のゴマあえ】

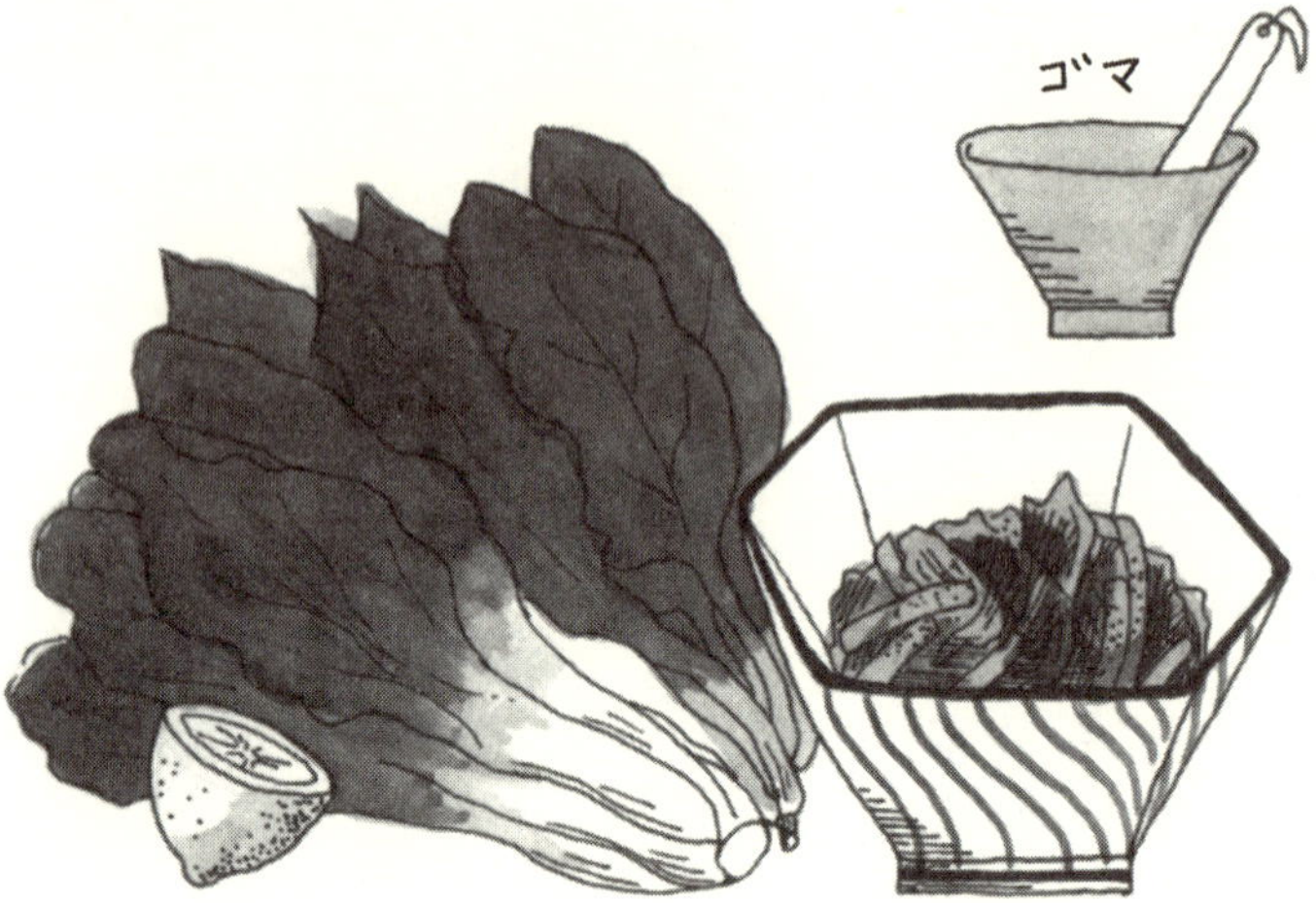

ぬか漬け野菜のレインボーサラダ（大根おろしドレッシング）　10分

（5日目・昼食）

◆メモ

発酵食品を代表する日本の**漬け物**には、最近注目されてきたGABA（アミノ酪酸／神経伝達物質）や、プロバイオティクスが豊富なため、健康志向の方にとっては、きっと毎日摂取したい食べ物のリストに入っていることでしょう。

しかし、漬け物の塩分が気になります。そこでしょっぱい漬け物をサラダ野菜と合わせれば、塩や醤油が一切入っていないドレッシングでも、舌の味蕾《みらい》細胞を満足させてあげることができ、食べ慣れないサラダもおいしく、たくさん食べられるようになります。

なお、キムチもすぐれた発酵食品ですが、刺激の強い唐辛子が消化器官の粘膜を傷つけ、潰瘍やガンのリスクを高めるという欠点がありますので、ぬか漬けのほうがおすすめです。

◆材料（1〜2人分）
ぬか漬け野菜（ニンジン、キュウリ、赤カブ、カボチャ、スカッシュ、ズッキーニ、ナスなどから2〜3種類。適当な大きさに切る）……各¼カップ
※歯が悪い人はみじん切り。
スーパーヘルスサラダのベーシック材料（三一五ページ）……1人分
ピーマン（赤、黄、緑。千切り）……各¼カップ
ブロッコリー（小房を細かく切る）……¼カップ
完熟アボカド（細いくし形切り）……¼〜½個
紫タマネギ（みじん切り）……大さじ2
大根おろしドレッシング（三三三ページ参照）か好みのドレッシング……適宜
フラックスシード（粉末にする。なくても可）……大さじ1〜2
ゴマ（生。粉末にする）……大さじ1〜2

◆作り方
❶緑のサラダ野菜を敷き詰めた大皿の中央に、材料の野菜を使って「虹」を描くように載せる。
❷フラックスシードとゴマを散らし、ドレッシングを添えれば、できあがり。

簡単即席ぬか床の作り方

◆メモ
マンション住まいで台所が狭く、ぬか床の容器を収納する場所がないので、ぬか漬けはしないという人に、とっておきの即席ぬか床のレシピをご紹介します。失敗がなく、少量のぬか床でおいしいぬか漬けが翌日には食べられます。冷蔵庫での長期保存も可能です。

◆材料（3カップ分）
無糖ヨーグルト（ソイヨーグルトが手に入れば理想的）……1カップ
低塩味噌……1カップ
いりぬか……1〜1&½カップ
赤唐辛子（種を除いて細い輪切り）……1〜2本
昆布（2センチ角に切る）……10センチ
柿かリンゴの皮（好みで）……少々

◆作り方

❶材料をボウルの中でよく合わせ、密閉容器に入れ、冷蔵庫で保存する。

［注］このぬか床は、作った直後から野菜を漬け込むことができます。ヨーグルトも味噌も発酵食品なので、いりぬかの発酵を助け、おいしいぬか床があっという間にできあがるからです。水けが多くなってきたら水を捨て、材料を足します。

★レッドキャベツの栄養

レッドキャベツには緑のキャベツには含まれていないアントシアニン（ファイトケミカル類の一種で強力な抗酸化物質。悪玉コレステロールの酸化を阻止したり、血小板の凝集を減らすなどにより、心臓病を予防するのに役立つ）があるほか、ビタミンCも緑のキャベツの二倍も含まれています。

ただ残念なことは、葉酸の量が緑のキャベツの半分です。本書が色とりどりの野菜をとるようおすすめするのは、こんな理由があるからです。

煮豆入りスーパーヘルスサラダ 10分

（6日目・昼食）

◆材料（1人分）

スーパーヘルスサラダのベーシック材料（三一五ページ参照）……1人分

豆の水煮（黒マメ、ウズラマメ、白インゲンマメ、ヒヨコマメ、アズキなど。三二七ページ参照）……1カップ

赤タマネギか万能ネギ（みじん切り）……大さじ1～2

たまり醤油……小さじ½～1

レモン汁かグレープフルーツジュース（なくても可）……少々

◆作り方

❶大皿に緑野菜を盛り付け、残りの材料をあえて中央に盛り付ければ、できあがり。

◆メモ

このランチはお勤めをしている人に最適のお弁当です。サラダ野菜と豆の水煮缶を持参すれば、豪華なパ

ワーランチがあっという間に用意できてしまいます。

また、煮豆の代わりに、発芽させた豆、あるいは木の実（クルミやアーモンド、カシューナッツなど）を使うと、ローベジタリアン（加熱したものをとらないベジタリアン）をめざす人のパワーランチに最適です。

★豆類は栄養のパワーハウス！

豆類はダイズに限らず、どんな豆も、ガンや心臓病、脳卒中、糖尿病、アルツハイマー病を含む老化などを予防・改善するのに役立つ栄養の宝庫です。

肉や魚よりも低脂肪・高タンパクで、植物性の良質なタンパク質が、総コレステロール値、ＬＤＬ（悪玉）コレステロール値、中性脂肪値を下げてくれます。心臓病や脳卒中のリスクファクターを減らすのに役立つばかりか、動物性食品には全く含まれていない食物繊維やイソフラボンを含むフラボノイド類、レシチン、サポニンが豊富です。

イソフラボン（主にジェネステインとダイゼインなど、体内でファイトエストロゲンに変わる）は、更年期のほてりの軽減、乳ガンのリスク減、骨粗鬆症の予防などに役立つことは周知のとおりです。食物繊維が豊富なため、満足感を与えてくれるばかりか、消化がゆっくりなため血糖値を安定させ、コレステロールを減らし、便秘予防などの効果もあります。

さらにマグネシウム、銅、ビタミンＢ1、Ｂ2、Ｂ6、葉酸（三二七ページ参照）など、いずれも組織を健康に保つのに欠かせない栄養が肉や魚よりずっと多く含まれているのです。特に最近の研究から、心臓病予防には豆類にきわめて豊富に含まれる銅（アズキはステーキの二一倍）の摂取が重要であることが明らかにされています[*78]。

色とりどりのいろいろな豆のほうが、ダイズよりももっとすぐれたヘルシー食品であることを知る人は少ないと思いますので、特に付記しておきます。

ダイズは高タンパクではあるものの、ピーナッツを除くほかのどんな豆よりもずっと高脂肪で、重量あたりの脂肪が一八～二〇％もあります。アズキ、インゲンマメ、ピントビーンズ（ブチインゲンマメの一種）、ライママメ、キドニービーンズの場合は一～一・七％、黒マメは三％と、いずれも非常に低脂肪です。脂肪対タンパク質の比も、ダイズのおよそ十分の一です。

さらにすごいことには、これらのモザイク模様の豆の外皮には、ダイズよりも多くの強力なフラボノイド（八種類）が含まれていることです。フラボノイドは赤いブドウやオレンジ、ピンクグレープフルーツ、イチゴ、ブルーベリーほかさまざまな果物や野菜に含まれていて、中高年の人々にとって最大の敵である生活習慣病と闘ってくれるファイトケミカルです。フラボノイドの含有量は黒マメがダントツ、ついで赤、茶、黄色、白の順です。(*79)

これらの豆を一日最低一カップ食べると、肥満や生活習慣病撃退に大いに役立ちます。アメリカのサラダバーには色とりどりの豆類がサラダ野菜と一緒に並んでいます。砂糖を加えた甘い煮豆は決してヘルシーな食べ方ではありません。サラダ野菜やご飯に混ぜたり、あるいはスープやディップ、パテ、ハンバーグにするなどいろいろな方法で食べてください。

なお、日本の栄養士たちは「豆類はアミノ酸スコアの低い不完全タンパク食品で、穀類と組み合わせてアミノ酸とのバランスをとらないと、体内でのタンパク質合成に必要なアミノ酸が十分に取れない」と主張していますが、時代遅れもいいところです。豆類には（多いか少ないかの違いはあるものの）、すべてアミノ酸が含まれています。私たちの体にはアミノ酸プールというメカニズムがあり、一度にとる食事の中で、アミノ酸量の少ないものは体内にプールされているものから補われるという仕組みになっています。一度の食事で豆と穀類とを組み合わせるなどして、完全タンパクの食事を工夫する必要など全くないのです。

なお、豆を発芽させてから利用すれば、過熱する必要がありませんので、さらに多くの栄養を享受することができます。もちろん酵素が生きていますので、豆の消化も容易に行なわれます。家庭で発芽させやすい豆は、レンズマメ、アズキ、ミドリマメ、ヒヨコマメ、ウズラマメなどです(*80)。

★**葉酸はお酒飲みの味方です!**

葉酸は心臓病や脳梗塞、アルツハイマー病を引き起こす要因となる有害物質ホモシステイン(タンパク質の有害な代謝副産物)を取り除くのに役立ちます。

また、お酒を飲む人たちにとっては、乳ガンや前立腺ガン、大腸ガン予防のための必須栄養素です。ワインをグラス半分(アルコール含有量四g)以上飲むと、アルコールがDNAの修復作業をブロックしてしまうのですが、葉酸はDNA修復能力を回復させ、ガンを予防するのに役立ってくれるのです。

おいしい煮豆の作り方

60〜90分(豆を水に浸す時間を除く)

◆**メモ**

豆は缶詰(無糖)を使ってもけっこうです。一度にたくさん煮て冷凍しておくと便利です。なお砂糖は加えません。

◆**材料**(4〜6人分)

豆……2カップ
昆布……10センチ
タマネギ(丸ごとか1センチの角切り)……1個
ニンニク(丸ごと)……1〜2かけ
ベーリーフ……1枚

◆**作り方**

❶豆をたっぷりの水に8〜12時間浸したあと、水をかえて火にかけ、沸騰したら一度水を捨てる。

※こうすると、豆の酵素抑制因子が取れて、豆が消化されやすくなります。

❷新しい水をたっぷり入れ、再び火にかける。

❸❷に昆布、タマネギ、ニンニク、ベーリーフを加え、沸騰したら弱火で1～1時間半ほど豆が柔らかくなるまで煮れば、できあがり。

◆バリエーション

❷の豆（1カップ）、豆の煮汁（1/6カップ）、タヒニか練りゴマ（1/3カップ）、ニンニク（1かけをつぶす）、低塩味噌（大さじ2）、グレープフルーツジュース（自家製1/6カップ）、クミン（粉末。大さじ1）、カイエンペッパー（少々）とともにミキサーにかけると、ホムス（豆のパテ）ができあがります。

ニンジンとヒジキの炊き合わせサラダ 25分

（6日目・夕食）

◆メモ

誰にとっても**「おふくろの味」**は、懐かしく、幸せな気分にしてくれるものです。しかし「おふくろの味」のレシピはたいてい、塩や醤油、砂糖を使って煮しめているため、生きているものが少なく、また塩分をとりすぎてしまうという二つの難点があります。

このレシピは、「おふくろの味」を十分に楽しみながら、食事全体でとる調味料を最低限にし、同時に緑の生野菜の生命力を豊富に受け取ることができる、とってきおきのものです。

中高年の人たちが敬遠する緑の生野菜も、この懐かしい「おふくろの味」とブレンドすると、おいしく食べられるご馳走に変身してしまうから不思議です。

誰もが引きつけられる「おふくろの味」を堪能しつつ、これまであまり食べ慣れていなかったサラダをおいしくたくさん食べられるというすばらしい食べ方をここで知ってください。

それまで高脂肪のマヨネーズやドレッシングに頼らないと食べられなかった生野菜が、この方法を知ってから、脂肪を一切取り込まずに、おいしくたくさん食べられるようになったと喜んでいる人たちがたくさんいます。

◆材料（2人分）

乾燥ヒジキ（水で戻す。水を含んだときの重量約10０g）……………………………………15g

ニンジン（千切り。約25g）……小½本
だし汁……⅔〜1カップ
酒……大さじ½
みりん……大さじ½
黒砂糖……大さじ1
たまり醤油……小さじ2〜3
サヤエンドウ（15g）……約6〜7個
白ゴマ（生）……小さじ½
スーパーヘルスサラダのベーシック材料（三一五ページ参照）……1人分

◆作り方

❶ヒジキ、ニンジンにだし汁と調味料を加えて味がしみるまで煮る（黒砂糖と醤油は好みで加減する）。
❷小鍋にサヤエンドウと大さじ1杯ほどの水を入れ、蓋をして火にかける。沸騰したら冷水にとって色止めし、細切りにする。
❸緑のサラダ野菜を盛り付けたお皿の上に❶のヒジキの煮物を盛り付け、❷のサヤエンドウを飾り、ゴマを振りかければ、できあがり。

［注］煮物の煮汁がサラダ野菜にアクセントをつけてくれるため、ドレッシングは不要です。

おからサラダ　30分　（6日目・夕食）

◆材料（4〜6人分）

おから……3カップ
干し椎茸（一晩水に浸して戻して千切り）……3〜4個
ニンジン（千切り）……大1本
ヒジキ（水で戻して、適当な大きさに切る）……5g
長ネギ（斜め切り）……2〜3本
コーン……1本分
※冷凍にしたもの1カップでも代用可。
だし汁……1カップ強
酒……大さじ1
みりん……大さじ1
黒砂糖（好みで加減）……大さじ2
たまり醤油（好みで加減）……大さじ2
スーパーヘルスサラダ（三一五ページ参照）……1人分

◆作り方

❶だし汁と野菜（長ネギの緑の部分の1/4は残しておく）を加えて、ひと煮する。

❷酒、みりん、黒砂糖を加えて2～3分たったら、醤油を加える。

❸ニンジンが柔らかくなったら、おからとネギの残りを加え、水分を蒸発させるようによくかき混ぜながら、おからに味を染み込ませる。

［注］この時点で調味料が足りないようであれば加える。ただし薄味を心がけること。

❹スーパーヘルスサラダを用意して、その上に❸を盛り付ければ、できあがり。

［注］おからで味付けされているので、サラダには特にドレッシングを使いません。

◆バリエーション

このほかにも、「ゴボウのキンピラ」「レンコンの甘酢煮」「サトイモとニンジン、椎茸、コンニャクの煮しめ」「ジャガイモの煮ころがし」「タケノコとワカメの炊き合わせ」「フキの煮物」「ゼンマイの煮物」など、いろいろな煮物をサラダと合わせることができるので試してみてください。

【おからサラダ】

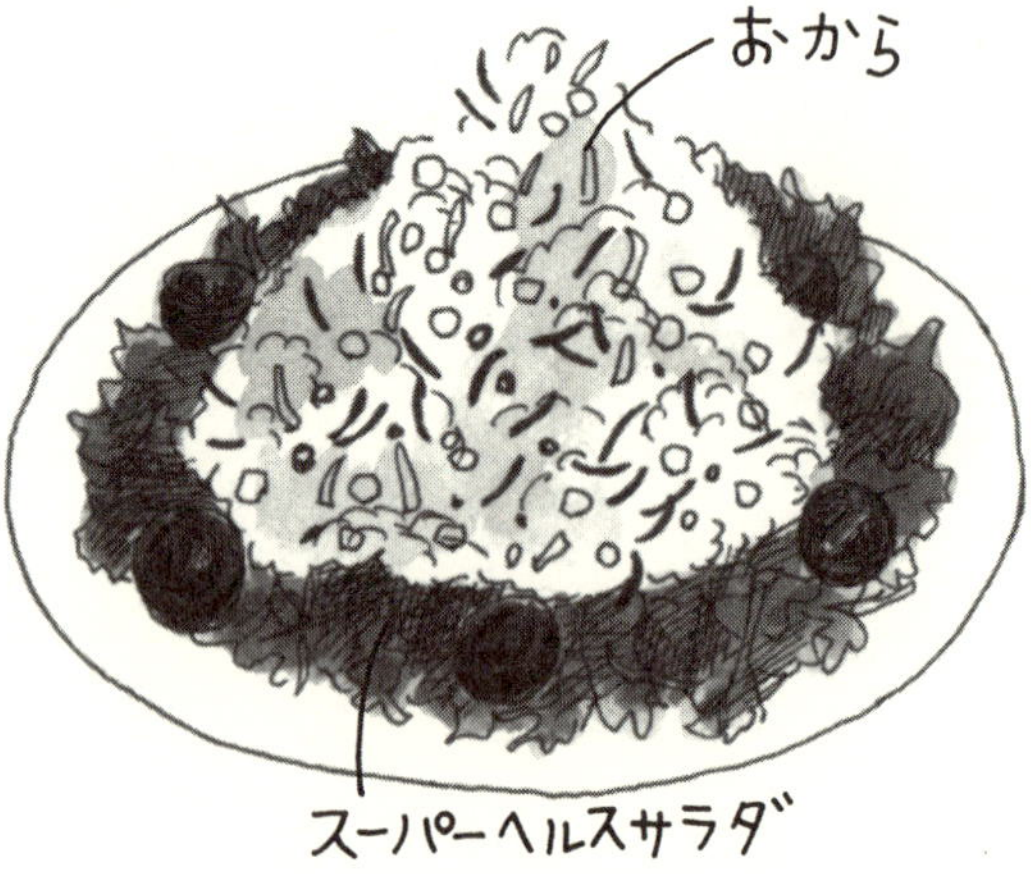

超健康のり巻　10分　（7日目・夕食）

◆メモ

これは究極の手巻き寿司です。サラダにする材料を用意したら、あとは手のひらに載せたのりとレタスの上に、思い思いの材料を置いて巻くだけです。

簡単にできてしまうので、私もよくこののり巻を食べています。材料がすべて生きているため、貴重な酵素やエネルギーを消化のために浪費しなくてすむので、食べ終わったあとの気分はなんとも爽快です。

7日目は終日ローフードで過ごしてきているので、夕食も生きているものだけで構成することが理想ですが、どうしてもご飯がほしい人は少量使ってください。ご飯を食べるとしても、野菜が多ければ消化器官内を完全に消化し切れない物質で汚すようなことにはなりませんし、食物繊維が多いため、かなりお腹がきつくなるほど食べても太るようなことはありません。体をスーパーヘルスに保つのに必要な栄養も、満足感も同時に十分に与えてくれるので、こののり巻きは極め付きのダイエットフードです。

のりはミネラルの宝庫です。味付けのりではなくて、焼きのりを使います。

◆材料（1人分）

長イモ（千切り）……………………………1カップ
アボカド（皮をむき、くし形に切る）……………1個
ニンジン（千切り器で細く切る）…………½カップ
キュウリ（千切り）……………………………½カップ
赤と黄色のピーマン（千切り）…………各¼カップ
万能ネギ（小口切り）………………………………1本
モヤシかアルファルファ…………………………½カップ
スカッシュ（千切り。好みで）…………………½カップ
ズッキーニ（千切り。好みで）…………………½カップ
ご飯（玄米、赤米、アワ、ヒエ、キヌア、あるいはその組み合わせなど）……………………………適宜
※どうしてもほしい人のみ。
レタス……………………………………………6～8枚
焼きのり（好みで二つ切りにする。大きいままでも可）……………………………………………2～3枚

わさび醤油（なくても可）……………………………適宜

◆作り方

❶手のひらに広げたのりの上にレタスを載せる。

❷❶の上にアボカドとほかの野菜、ご飯（どうしてもほしい人のみ）を載せて手巻きにすれば、できあがり。わさび醤油でいただく。

◆バリエーション

長イモとアボカドは、前もって少量の醤油であえてから使ってもおいしいです。この場合はアボカドはつぶします。のりとご飯を使わず、ホールウィート（全粒粉）のトルティーヤ、またはチャパティで野菜類を包むとお弁当に最適です。

ドレッシング

★ドレッシングのアイディアは無限です！

本書のレシピでは油や酢、卵の入っているマヨネーズやドレッシングは使いません。これらは加工食品で、決してヘルシーとは言えないからです。

自然界に存在する酸と脂肪を組み合わせれば、私たちは何百種類ものドレッシングを作ることができます。この世で最も純粋でヘルシーであることはいうまでもありません。

酸（有機酸）はレモン、ライム、トマト、イチゴ、ブルーベリー、ラズベリー、ブラックベリーほかのベリー類、ミカンや夏ミカン、伊予柑、金柑、ゆず、カボス、スダチなどの日本の柑橘類や、オレンジ、グレープフルーツ、ブドウ、スモモやネクタリン、ザクロなど、酸味の強い果物に豊富に含まれています。脂肪はアボカド、木の実、種子類、オリーブ、ココナッツなどにたっぷり含まれています。

ニンニクやネギ類、ショウガ、シソの葉、バジル、オレガノ、ディルほかいろいろなハーブを加えると、バリエーションがどんどん広がります。木の実や種子類は生で無塩のものを使います。

ナッツやアボカドを多くして、濃いめに作ればパテやディップ、マヨネーズになりますし、少なくするか、水または野菜ジュースで薄めれば、ドレッシングやスープになります。

ドレッシングの量を増やし、塩味のフレーバーをつけるには、セロリやキュウリが活躍します。特にセロリはナトリウム塩、カリウム塩の宝庫です。昆布のような海藻もいろいろなナトリウム塩を含んでいますので、塩の代わりに使えますが、喉の渇きを引き起こす（組織に脱水症状を引き起こすため）という難点があります。

［注］**塩、醤油などは特に記されていない限り使いません。**どうしても塩けが足りなくてエンジョイできない場合は、好みで少量加えてください。どのドレッシングも冷蔵庫で一週間の保存が可能です。なお、拙著『常識破りの超健康革命』でも、さまざまなドレッシングを多数ご紹介しています。

大根おろしドレッシング　5分

（5日目・昼食）

◆**材料**（約1/3カップ）

大根おろし……大さじ6
レモンかグレープフルーツの搾り汁……大さじ1
シソの葉（みじん切り）……2枚
ゴマ（粉末にする）……大さじ1
たまり醤油（好みで）……小さじ1/3

◆**作り方**

❶材料をボウルであえれば、できあがり。

和風ゆず味ドレッシング　5分

（5日目・夕食）

◆**材料**（約3/4カップ）

ゆずの搾り汁……1個分
グレープフルーツジュース……1/2個分
万能ネギ（小口切り）……大さじ1〜2

ショウガの搾り汁（好みで）……………小さじ½
たまり醤油（好みで加減）……………小さじ¼〜½

◆作り方

❶材料をミキサーにかければ、できあがり。

※以下、ドレッシングの作り方はすべて同様。

◆バリエーション

ゆずがない場合は、カボス、スダチ、またはレモン、ライムなどを使う。

木の実のマヨネーズ　5分

皆さんの多くはサラダにはマヨネーズが定番となっていると思います。マヨネーズの主成分は卵黄と油ですから、コレステロール値を上昇させ、精製の時点で抗酸化栄養を失った抽出油は、細胞を酸化させ、老化や心臓病、脳梗塞のリスクを高めていくため、中高年の敵です。

コレステロールを一切含まず、もっとヘルシーな脂肪を含む木の実のマヨネーズを使いましょう。

◆**材料（½カップ）**

カシューナッツかアーモンド（無塩、生。粉末にする）……………100g

※アーモンドを使う場合は、熱湯に2分浸して皮をむいてから使う。

レモン汁……………1個分

水（好みで加減）……………大さじ2〜3

ディジョンマスタード……………大さじ1〜1&⅓

※粒マスタードでの代用可。

シーズニング……………小さじ½

※シーズニングはデパート、大手食料品店などにあります。

◆バリエーション

水の量をふやし、生のバジル、オレガノ、セージなどのハーブを加えると、クリーミーなイタリアンドレッシングになります。水の代わりにセロリかキュウリのジュースを使ってもかまいません。木の実の代わりにアボカドを使うと緑のマヨネーズができます。これはポテトサラダに最適です。

トマト・アボカドドレッシング　10分

◆材料（2カップ弱）

完熟トマト（刻む）……大1/2個
アボカド（種を出し、四つ切り）……1個
※アーモンドかカシューナッツ（40〜50g）で代用可。
セロリジュースか水……1/2カップ
バジルかシソの葉（みじん切り）……8枚

キュウリ・アボカドドレッシング　10分

◆材料（約2カップ）

アボカド（種を出し、四つ切り）……1個
※アーモンドかカシューナッツ（40〜50g）でも代用可。
赤タマネギ（刻む）……中1/2個
キュウリ（刻む）……1本
水……1/3カップ
レモン汁……大さじ2
ニンニク（みじん切り）……1かけ
カイエンペッパー……小さじ1/16
たまり醤油（好みで加減）……小さじ1

クリーミー・ハーブドレッシング　10分

（1日目・昼食）

◆材料（約2カップ）

グレープフルーツの搾り汁……1/2個分
キュウリ（刻む）……1本
キュウリのぬか漬け（刻む）……1本
クルミ（粉末にする）……1/2カップ
※アボカド（1/2個）でも代用可。
バジル（みじん切り）……大さじ2
※好みのハーブ（ディル、オレガノ、シソの葉など）でも代用可。

味噌ハーブドレッシング　10分

◆材料（2カップ弱）

ニンジンジュース……1/2カップ
※赤ピーマン（1個）でも代用可。

アボカド……1個
※木の実か種子類（ヒマワリかカボチャの種）½カップでも代用可。
水……¼〜½カップ
※木の実や種子類を使うときは水を多めにする。
シソの葉（刻む）……大さじ2
低塩味噌……小さじ½

豆腐入りクリーミー・イタリアンドレッシング　10分

◆材料（約1カップ）
トマト（刻む）……½カップ
赤タマネギ（みじん切り）……大さじ2〜3
レモンジュース……小さじ2
イタリアン・シーズニング……小さじ½
※オレガノ（小さじ½）とカイエンペッパー（少々）でも代用可。
ニンニク（みじん切り）……1かけ
豆腐（硬めのもの）……100g

セサミ・ガーリックドレッシング　5分

◆材料（約⅓カップ）
ゴマ（生。軽く煎って粉末にする）……山盛り大さじ2
カシューナッツかヒマワリの種（粉末にする）……大さじ1
レモンかオレンジの搾り汁……½カップ
水（好みで加減）……大さじ2〜4
ニンニク（押しつぶす）……1かけ
無塩のシーズニング……少々
たまり醤油……1滴

キウイドレッシング　10分

◆材料（約2カップ強）
キウイ……3個
赤ピーマンか緑のピーマン……大1個
セロリ……1本
水……¼カップ
ブドウ（なくても可）……8粒

ブレンドサラダ類（緑野菜のスムージー）

老化防止に役立つ緑のサラダ野菜を、風味豊かな果物少量とともにミキサーにかけ、スープ状にしたもので、アメリカでは**「ブレンドサラダ」**と呼ばれています（「ブレンド」とは混ぜるという意味です）。

歯が悪いために、サラダが噛めない高齢者の栄養摂取には最適のサラダです。通常の咀嚼《そしゃく》では七〇～九〇％は壊されないといわれる生の緑野菜に含まれるセルロース（食物繊維の一つ）の壁をこのサラダは、ミキサーにかけることによって壊すので、自分の歯を持っている人にもおすすめのメニューです。

セルロースに含まれる老化防止や免疫機能を高めるのに欠かせない強力なファイトケミカルの一種リグナンや、脂肪酸、アミノ酸を有効に利用することができるのです。

ジューサーにかけたジュースでは、純粋の水やファイトケミカルやビタミン、ミネラルを豊富にとることはできても、セルロースの部分はカスとして除かれてしまうため、セルロースの中に含まれる栄養を利用することはできません。

ミキサーの場合、セルロースが壊されるので、セルロースの硬い鞘の中に包まれている植物タンパクのほとんどを利用できるようになります。実際、こうして体内に吸収された植物タンパクの九八％は、アミノ酸か、またはもっと小さなペプチドの状態にまで分解され、有効に利用できるようになるのです。

一方、肉からタンパク質を摂取する場合、よく噛まないと（たいていの人はよく噛まないうちに飲み込んでしまいます）、消化酵素が十分に肉の中にまで浸透していかないため、肉からのタンパク質の吸収は、通常十分には行なわれません。

たとえミキサーにかけることによって、食品の組織が多少酸化のダメージを受けたとしても（約一〇％ほどといわれています）、噛む力が弱くなっている高齢者の場合には、緑野菜の栄養をたくさん取り込むことができるというメリットがあります。ジューサーにかけた野菜ジュースとの併用をおすすめします。

なお、ここで果物を使うのは、果物の風味と糖分で緑野菜の味をさらに引き立てておいしくするためです。「果物は本来、レタスやセロリ、キュウリ、白菜以外のものとは合わせない」というのが、ナチュラル・ハイジーンの原則です。

このレシピの場合は、ミキサーにかけることによって、これ以外の緑野菜でもセルロースを壊し、消化をスピードアップすることができるため、緑野菜と合わせてとった果物の糖が消化器官の中に長時間滞留して発酵するというトラブルは避けることができます。

運動選手や授乳中の女性、体重を増やしたい人など、効率よく栄養をたくさんとりたい人は、ブレンドサラダに少量の木の実や種子類を加えることをおすすめします。

老化防止のブルーベリー・サラダスープ　5分

（2日目と6日目・夕食）

★メモ

このブ**レンドサラダ**ほど、目の老化を予防・改善するのにふさわしいものはありません。濃い緑の野菜に豊富に含まれるファイトケミカル類（ルテインとジアキサンチン）は、老化に伴う網膜内の黄斑の退化（高齢者の失明の主因）を予防するのに重要な働きをしています。ブルーベリーに含まれるアントシアニンやベータカロチンも網膜を健康に保ち、視力アップに貢献してくれます(*81)。

◆材料（1人分）

ブルーベリー（生または冷凍）……2カップ
レタス（サニーレタス、リーフレタス、コスレタスなど。刻む）……2カップ
ホウレンソウか小松菜かケール（刻む）……2カップ
パセリ……適宜
水……適宜

◆作り方

❶ブルーベリーをミキサーにかける。

❷そこへ緑野菜を、ミキサーの蓋の中央の小口から加える。

※すりこぎなどで押し込むようにしながら少しずつ入れていきます。ミキサーが回転しづらい場合は、少量の水を加え、時々スイッチを切って中身をゴムベラなどで混ぜると、回転しやすくなります。

❸❷の操作を何度か繰り返しているうちに、ペースト状のブレンドサラダができあがります。

※ブルーベリーの糖分が少ない場合は、オレンジかパイナップルを少量加えると、さらに食べやすくなります。

◆バリエーション（6日目・夕食）

緑のサラダ野菜と果物との組み合わせは無限にあります。ブルーベリーの代わりにいろいろな果物（パイナップル、オレンジ、イチジク、リンゴと少量のイチゴ、モモ、キウイ、トマト、バナナなど）のブレンドを試してみて、あなたのオリジナルを作ってみてください。

私のお気に入りは、柑橘類（またはキウイフルーツ）と緑野菜のブレンドです。果物のビタミンCが緑野菜の鉄の吸収を助けてくれる、最良の貧血予防レシピです。

★体は鉄の九五%をリサイクルしている！

野菜の中に含まれる**鉄**は吸収が悪いヘム鉄のため、貧血気味の人はしばしば栄養士や医師から「吸収されやすいヘム鉄が多く含まれる赤身肉やレバーを食べるように」とか「鉄剤のサプリメントで鉄分の不足を補うように」と指導されます。

このようなアドバイスに従うと、細胞を酸化させ、自ら進んで老化、ガン、心臓病、II型（成人型）糖尿病を促進させてしまうことになりかねません。

野菜に含まれる鉄が吸収されにくいのは、細胞を有害な酸化から守り生活習慣病を予防するという、私たちの体に与えられた自然の働きなのです。

成長期の子供やティーンエージャー、子供を産む年齢にある女性たちは、鉄を十分にとる必要がありますが、男性や中高年の女性たちは、サプリメントや肉類、マグロの赤身などから鉄をふんだんにとることは、むしろ危険な行為です。

鉄不足の最大の原因は、鉄の摂取量が不足しているからではなく、体内の環境汚染のために、食べ物から取り込む鉄が十分に利用されていないことにあります。

私たちの体は鉄の九五%をリサイクルしていますから、食品から補わねばならない量はごく少量で、それは植物性食品から十分にまかなうことができるということを覚えておいてください。幼児から高齢者まで、緑野菜を豊富にとっていれば、貧血になるようなことは決してありません。

野菜、豆、豆腐、木の実(種子類)、イモ類の料理

焼きイモ　60分　(1日目・昼食)

◆材料(1人分)

サツマイモ……………………1本

◆作り方

❶200度に熱したオーブンで焼く。

❷30分経過したところで上下を返し、再び30分焼けば、できあがり。

★サツマイモは栄養の宝庫!

焼きイモは究極のヘルシーランチです。沖縄の高齢者が健康なのは、豚肉よりも一日一〇〜一七サーヴィングの果物と野菜にあることはすでにお話ししましたが(九七ページ参照)、古くからサツマイモをよく食べる習慣も、沖縄県人の長寿に一役買っているようです。

サツマイモはベータシトステロール、アルカロイド、タンニンなどのようなサポニン類やフラボノイド類、カロチノイド類（そのなかでも抗酸化物質リコピンは特に健康に役立つカロチノイドの一つで、前立腺ガンのリスクを減らすことに関係しています）などのファイトケミカル、抗酸化栄養のビタミンC、食物繊維を豊富に含んでいます。これらの物質は私たちをガンや心臓病のほか、さまざまな病気から守ってくれる強力な味方です。

さらにサツマイモは米（玄米）に比べカロリーあたりのカロチンが六倍、ビタミンB2が三倍、パントテン酸が二倍、ビタミンEが三倍、食物繊維が二・五倍も多いばかりか、ナトリウムも多く含まれています（玄米の一三倍）。そのため、ご飯を食べるときのように、塩けのある食べ物と一緒にとらなくても十分おいしくいただけます。

一方ご飯（米）には、カロチノイドやビタミンCは含まれていないうえ、どうしてもご飯を食べると塩けがほしくなります。

これは中年以降の日本人にとって非常に重要なことです。成人男性の二人に一人、女性の三人に一人は高血圧で、医師からは塩の摂取量を減らすように注意を受けても、なかなか減らすことができずにいるのが現状です。

従来のような食べ方（ご飯と塩分を含むおかずや味噌汁の併食）をしていたのでは、血圧を下げることはできません。沖縄の人々の塩分摂取量がほかの地域よりも少ないのは、サツマイモのおかげかもしれません。

沖縄では心臓病や脳卒中、胃ガンも他県とは比較にならないほど少数です。ご飯（米）よりもずっとヘルシーなサツマイモを積極的に利用してみてください。

お勧めしている人は、前の晩にこしらえておいた焼きイモとサラダをお弁当に持っていくという方法もあります。街角やデパートの地下でも焼きイモは売っています。緑のサラダ野菜を加えれば、ランチになります。焼きイモの代わりに乾燥イモを利用し

てもいいです。(＊82)

ベジ餃子

40分（豆腐の水切り時間を除く）（2日目・夕食）

◆メモ

最近アメリカにあるほとんどの中華料理店のメニューに、この「ベジ餃子」が用意されています。日ごとに増えていくベジタリアンのニーズにこたえているのです。

具はお店によって異なり、キャベツやニラだけのもの、豆腐入りのもの、ホウレンソウとキャベツ、春雨と野菜などさまざまですが、本書の「ベジ餃子」は豆腐と野菜の入ったボリュームのある餃子です。

◆材料（4人分）

餃子の皮……2袋
木綿豆腐（硬めのもの）……1丁
ベジタブルブイヨン（顆粒）……大さじ1
ニュートリショナル・イースト（なくても可）……大さじ1
※購入先は二一一ページ参照。
こしょう（好みで）……少々
白菜かキャベツの葉……3〜4枚
ニラ（みじん切り）……1/4把
万能ネギ（みじん切り）……2本
ショウガ（みじん切り）……1〜2かけ
ニンニク（みじん切り）……1個
たまり醤油……小さじ1/2〜1
ゴマ油（なくても可）……小さじ1/2
キャベツかレタス（コスレタス、リーフレタスなど）……5〜6枚

◆作り方

❶豆腐はペーパータオルか大きめの布巾に包み、上にまな板などを載せて水切りしておく（30〜60分）。
❷白菜（またはキャベツ）の葉は熱湯で2〜3分蒸し、ペーパータオルか布巾で水けをふき取り、みじん切りにする。
❸豆腐をつぶし、ベジタブルブイヨン、ニュートリショナル・イーストとともにボウルの中でよく混ぜ

【ベジ餃子】

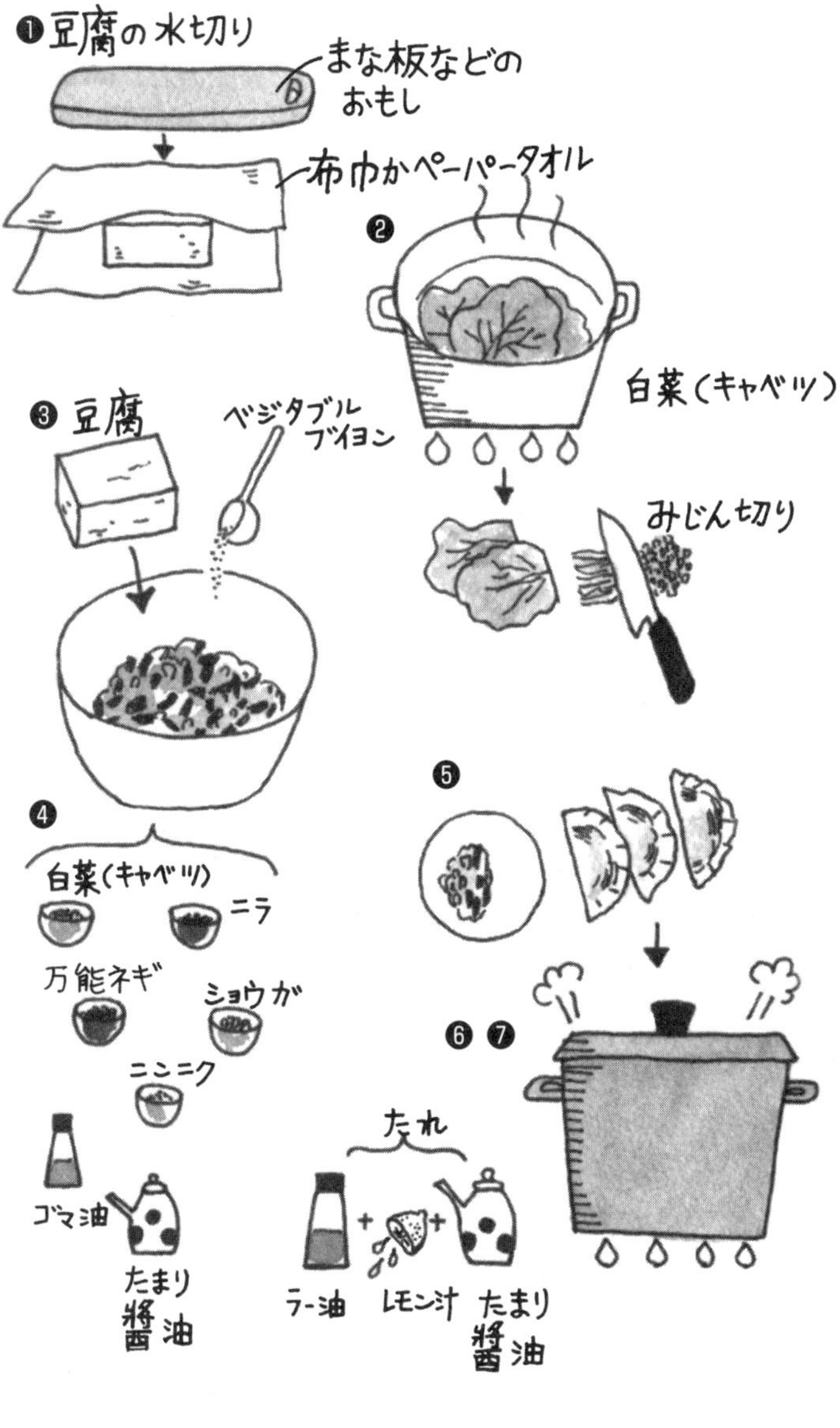
❶豆腐の水切り
まな板などの
おもし
布巾かペーパータオル
❷
白菜（キャベツ）
みじん切り
❸豆腐
ベジタブル
ブイヨン
❹
白菜（キャベツ）
ニラ
万能ネギ
ショウガ
ニンニク
ゴマ油
たまり
醤油
❺
❻❼
たれ
ラー油
レモン汁
たまり
醤油

る。

❹❸に残りの材料を加えて混ぜる（具のできあがり）。

❺餃子の具を皮で包む。

❻湯気の上がっている蒸し器の底に、キャベツかレタスの葉を敷く。

❼❻の上に餃子を載せ、7～8分蒸せば、できあがり。

※ラー油、レモン汁、たまり醤油を合わせたタレを添える。

◆メモ

焼き餃子にすると、油や小麦粉（餃子の皮）を加熱することによって、アクロレインやアクリルアミド（次項参照）といった非常に強烈な発ガン性物質が生まれます。餃子を作るなら、焼き餃子より蒸し餃子にすることをおすすめします。

★アクリルアミドは強烈な発ガン物質！

アクリルアミドは炭水化物を高温で加熱（炒める、揚げる、オーブンで焼く、バーベキューなど）することにより発生する強烈な発ガン性化学物質です。ポテトチップスやコーンチップ、フライドポテト、テンプラやフライ、ドーナッツ、パン、ペストリー、クラッカー、煎餅、油で揚げたお菓子類などに大量に含まれています。

その有害性はあまりにも強烈で、遺伝子に突然変異を引き起こし、広範なガンの要因となるため、WHO（世界保健機関）は専門家を緊急召集して会議を開いているほどです（二〇〇二年六月）。

FDA（米国食品医薬品局）の定める安全値の上限は一二マイクログラム以下ですが、クラッカー一枚には一四マイクログラム、トースト一枚に一〇マイクログラム含まれています。

平均的な食事をしている欧米人は、一日四〇～八〇マイクログラム以上ものアクリルアミドを取り込んでいるといいます。

米国疾病コントロールセンターの事務局長（マイケル・F・ジェイコブソン氏）は、『ニューヨークタイムズ』（二〇〇二年四月三〇日）の記事の中で、

「これらの食品は避けるのが賢明だ」と述べています。

これに対して、日本の厚生労働省は、神経質になりすぎるのはよくない、といった対応です。

なお、蒸す、ゆでるなどの調理法をとると、アクリルアミドはほとんどか、あるいは全く発生しません。

とびきりおいしい栗カボチャ　30分

（3日目・昼食）

◆メモ

これまで皆さんが知っていた栗カボチャの作り方は、カボチャをだし汁と砂糖、醤油で煮つめるというものだったと思います。ここでご紹介するレシピでは、だし汁をとる手間もいらなければ、ヘルシー食品とはいえない砂糖や醤油も一切使わないものです。それでいて、とびきりおいしい栗カボチャを楽しむことができるこのレシピは、栗カボチャのベストの食べ方と自負しています。

なお、このランチメニューではご飯は入っていません。カロリーあたりの炭水化物量はカボチャもご飯もほぼ同量だからです。

カボチャのカロリーあたりの栄養価は、ビタミン、ミネラルともに、玄米の二〜四六倍、食物繊維は七倍も多く、タンパク質は約二倍、カリウムは一四倍、カルシウムは九・四倍、鉄は三倍、亜鉛は六九倍、カロチンは一三八三倍、ビタミンEは一四・三倍、ビタミンKは四五倍、ビタミンB2は九・六倍、ナイアシンは一七倍、葉酸は二〇・六倍、パントテン酸は二一・三倍、ビタミンCは二六・七倍というような驚くべき数字なのです。

◆材料（1人分）

栗カボチャ（種を除いて4〜5センチ大に切る）……500g

◆作り方

❶多重層鍋を熱し、少量の水を落としたときに玉になってはねるほど熱くなったら、カボチャを皮が下になるようにして並べる。

❷火を弱火にして、カボチャが柔らかくなるまでおよそ20〜25分蒸し焼きにすれば、できあがり。カボチャは二段に重なってもかまわない。

豆腐の野菜あんかけ　15分　（4日目・夕食）

◆材料（2人分）

木綿豆腐（硬めのものを½の厚さに切る）……1丁
シメジ（石づきを落としてほぐす）……50g
ナメコ……½パック
ニンジン（千切り）……½本
だし汁……¼カップ
砂糖……小さじ½
みりん……小さじ½
たまり醤油（好みで加減）……小さじ2強
片栗粉（水大さじ1で溶く）……小さじ1
サヤエンドウ……10枚
水……大さじ2

◆作り方

❶テフロン加工のフライパンを熱し、豆腐を入れて弱火で温める。
❷ほんのり焦げめがつき始めたら、裏返して反対側も温める。
❸小鍋にサヤエンドウと水（大さじ2）を入れて火にかけ、沸騰したら冷水にとって色止めし、水けをふいて千切りにする。
❹シメジ、ナメコ、ニンジンをだし汁の中で炒め煮にする。
❺柔らかくなったら、調味料を加えてひと煮立ちする。
❻水溶き片栗粉を加えてとろみをつけ、器に盛った❷の豆腐にたっぷりかける。
❼❻の上に❸を散らせば、できあがり。

【豆腐の野菜あんかけ】

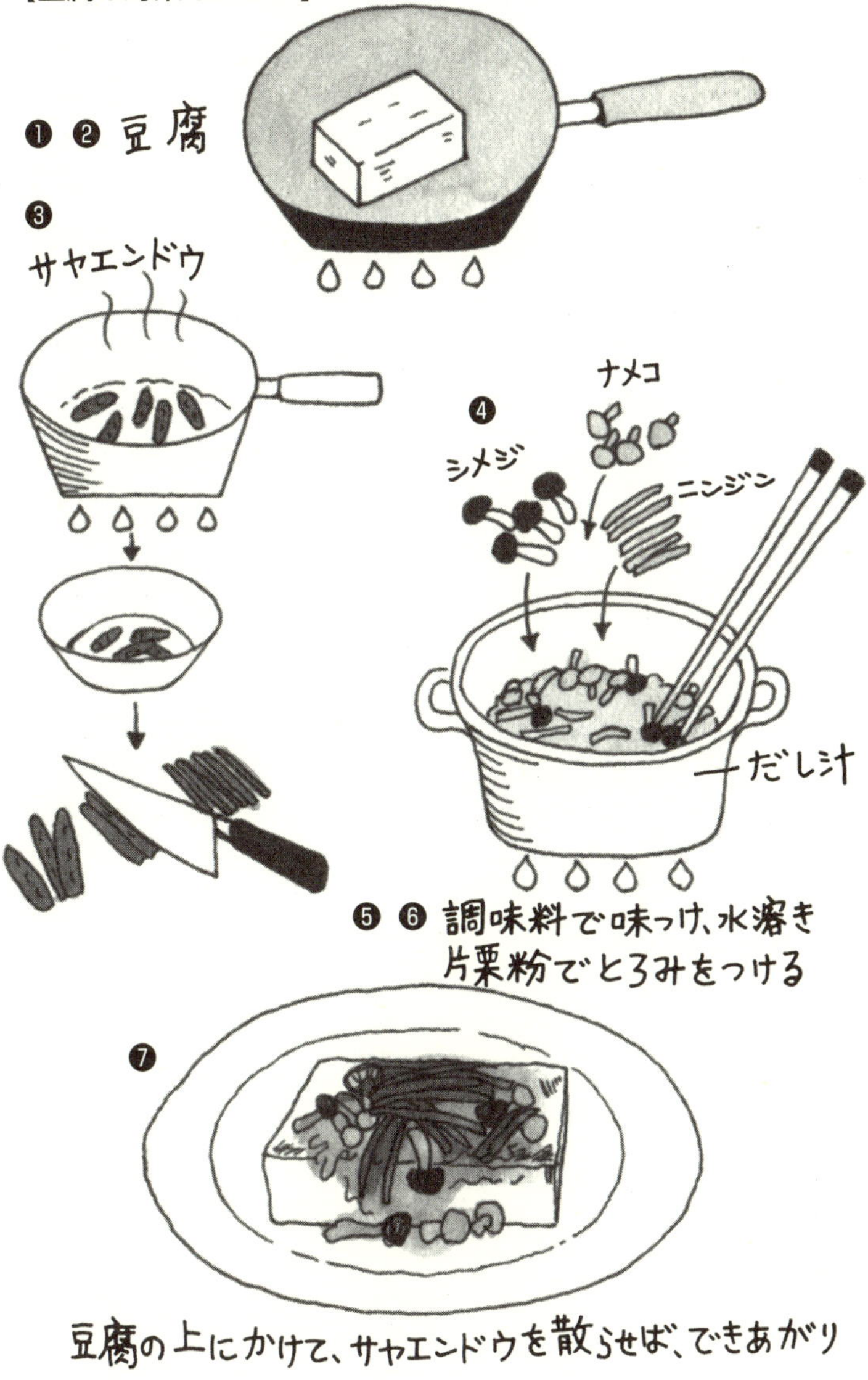
❶❷豆腐
❸
サヤエンドウ
ナメコ
❹
シメジ
ニンジン
だし汁
❺❻調味料で味つけ、水溶き
片栗粉でとろみをつける
❼
豆腐の上にかけて、サヤエンドウを散らせば、できあがり

ウルトラヘルシーハンバーグ（温野菜添え）　10分　（4日目・昼食）

これはジューサーにかけた**ニンジンの搾りカス**の究極の利用法です。

◆メモ

私がナチュラル・ハイジーンの食事法を指導してきた過去一〇年あまりの間に、大勢の方々から、ニンジンジュースの搾りカスの有効な利用法を尋ねられました。

コンポスト（生ゴミから作る肥料）にする以外の利用を探し求めていたときに発見したのがこれです。完璧なベジバーグ（野菜のハンバーグ）で、しかも火を使いませんので、すべてが生きています。

◆ハンバーグの材料（2人分）

ニンジンジュースの搾りカス……ニンジン中2本分
フラックスシード（粉末にする。生のゴマでの代用も可）……大さじ2
ヒマワリの種（粉末にする）……大さじ3
セロリ（みじん切り）……1本
赤タマネギ（みじん切り）……大さじ2〜3
パセリ（みじん切り）……½カップ
とろろ昆布（粉末にする）……大さじ2〜3
ブロッコリー（花芽と茎の部分5センチ。軽く蒸す。飾り用）……2〜4個

◆ソースの材料（2人分）

ドライトマト（水に浸して戻す）……5枚
※ドライトマトが手に入らない場合は、トマトピューレ（½カップ）を使う。
ドライトマトの戻し汁（トマトピューレを使う場合は不要）……大さじ1〜2
トマト（刻む）……1個
紫タマネギ……大さじ1
赤ピーマン（刻む）……¼カップ
バジル（生。刻む）……3〜4枚
たまり醤油……小さじ½
※ドライトマトを使う場合は、なくても可。

◆作り方

❶ソースの材料をミキサーにかけ、その後少なくとも30分はおいておく。

❷ハンバーグの材料をボウルの中でよく合わせ、4個のパテ（ハンバーグの形）にする。

❸❷を皿に盛り付けて上からソースをかけ、ブロッコリーを添える。

［注］超健康革命の食事プログラムでは、ご飯やパンは主食ではありません。したがって、このメニューではハンバーグと温野菜のブロッコリーが主役です。活発に体を動かしている人は、大型のハンバーグをこしらえ、ブロッコリーもたくさん用意しましょう。

それでもお腹が満たされないという人は、玄米ご飯か全粒粉のパンをごく少量添えます。ピタパン（ピタブレッド）にハンバーグをはさんでサンドウィッチにしてもいいでしょう。お勤めをしている人のお弁当に最適です。

★パン好きは依存症に要注意！

ナチュラル・ハイジーンでは、たとえ全粒粉（ホールウィート）であっても、パンの使用はあまりおすすめしていません。それはパンが高度の加工食品だからです。

パンを常用している人は、一〜二日パンを食べなかっただけでも欲求不満になるほどパンがほしくなります。皆さんの中にも身に覚えのある人が多いと思います。実はパンは酸性形成食品であるばかりか、消化が大変で、完全に消化されないデンプンが消化器官の中で発酵し、アルコールを発生させてしまうのです。

その影響は、アルコールの常用と同様で、パン好きの人は知らず知らずのうちに、アルコール依存症になってしまっているのです。こんがり焼けた表面の褐色は、強烈な発ガン性物質アクリルアミドの発生している印であることも、ヘルシー食品とはいえないことを物語っています。

そこでパンがほしい場合は、消化器官の発酵を最低限に抑えるため、イースト（酵母）の入っていない**ピタパン**か、**トルティーヤ**がおすすめです（いずれもホールウィートが望ましいわけです）。

最近アメリカでは、トルティーヤに包んだサンドウィッチがはやっています。これは「ラップ」と呼ばれ、好みのサラダやスティック状に切った生野菜や豆腐、またはホムス（豆のパテ。中近東料理の一つ。三二八ページ上段参照）などを中に入れて巻きます。豆腐はそのままだったり、照り焼きやバーベキューにしたものなど、選択肢はいろいろあります。

皆さんもここでご紹介するサラダやいろいろな料理をトルティーヤに巻いて試してみてください。

お弁当にするときは、透明ラップでしっかりとくるみます。ピタパンやトルティーヤが手に入らない場合は、蕎麦粉でクレープを作るといいでしょう。

豆入りカレー 60分 （3日目・夕食）

◆**メモ**

カレーのレシピでは、スパイスや野菜を油で炒めて煮込みますが、油を加熱するのはヘルシーではありません。そこで、このレシピでは最低限の油を使うことにします。油を避けたい人は、油の代わりに水を使います。

インド人はベジタリアンが大半なのに、中高年の肥満や糖尿病が多く、最近では心臓病が急激に増えているのは、油の使いすぎにある、とアメリカの栄養科学者たちはみています。

◆**材料（4～5人分）**

レンズマメ（一晩水に浸しておく）……1カップ
※アズキ、インゲンマメ、黒マメなどでの代用可。
水……3カップ
オリーブ油かキャノーラ油（なくても可）……大さじ1/2
マスタードシード……小さじ1

クミンシード……………………………小さじ1
カレー粉……………………………大さじ2〜3
水……………………………………大さじ1〜2
タマネギ（スライス）……………………大1個
ニンニク（押しつぶす）…………………1かけ
ショウガ（みじん切り）…………………1かけ
セロリ（角切り）…………………………1本
ニンジン（角切り）………………………½本
トマト（角切り）…………………………中1個
ベジタブルブイヨン・キューブ…………1〜2個
※顆粒状のものは大さじ1〜2。
低塩味噌……………………………………少々

◆作り方

❶一晩水に浸しておいたレンズマメを柔らかくなるまで15〜20分煮る。
※ほかの豆を使う場合は、さらに長時間煮る。
❷別の鍋にオリーブ油かキャノーラ油を熱し、マスタードシードを加えて蓋をし、1秒おいたら蓋を取って、クミンシード、カレー粉を加えて手早く混ぜる。
❸水を大さじ1〜2とタマネギ、ニンニク、ショウガ、セロリ、ニンジン、トマト、ベジタブルブイヨンを加えてしばらく炒める。
❹火を弱めて、野菜が柔らかくなり始めるまで蒸し煮にする（約10〜15分）。
❺❹に❶を加え、弱火でとろみがつくまで煮る。
❻最後に味噌を加えて味を調整し、ご飯とともにお皿に盛り付ければ、できあがり。
※このカレーには千切りキャベツがとてもよく合います。同じお皿にキャベツも添えましょう。ドレッシングやソースがなくても、キャベツはカレールーの味でおいしくいただけます。

【豆入りカレー】

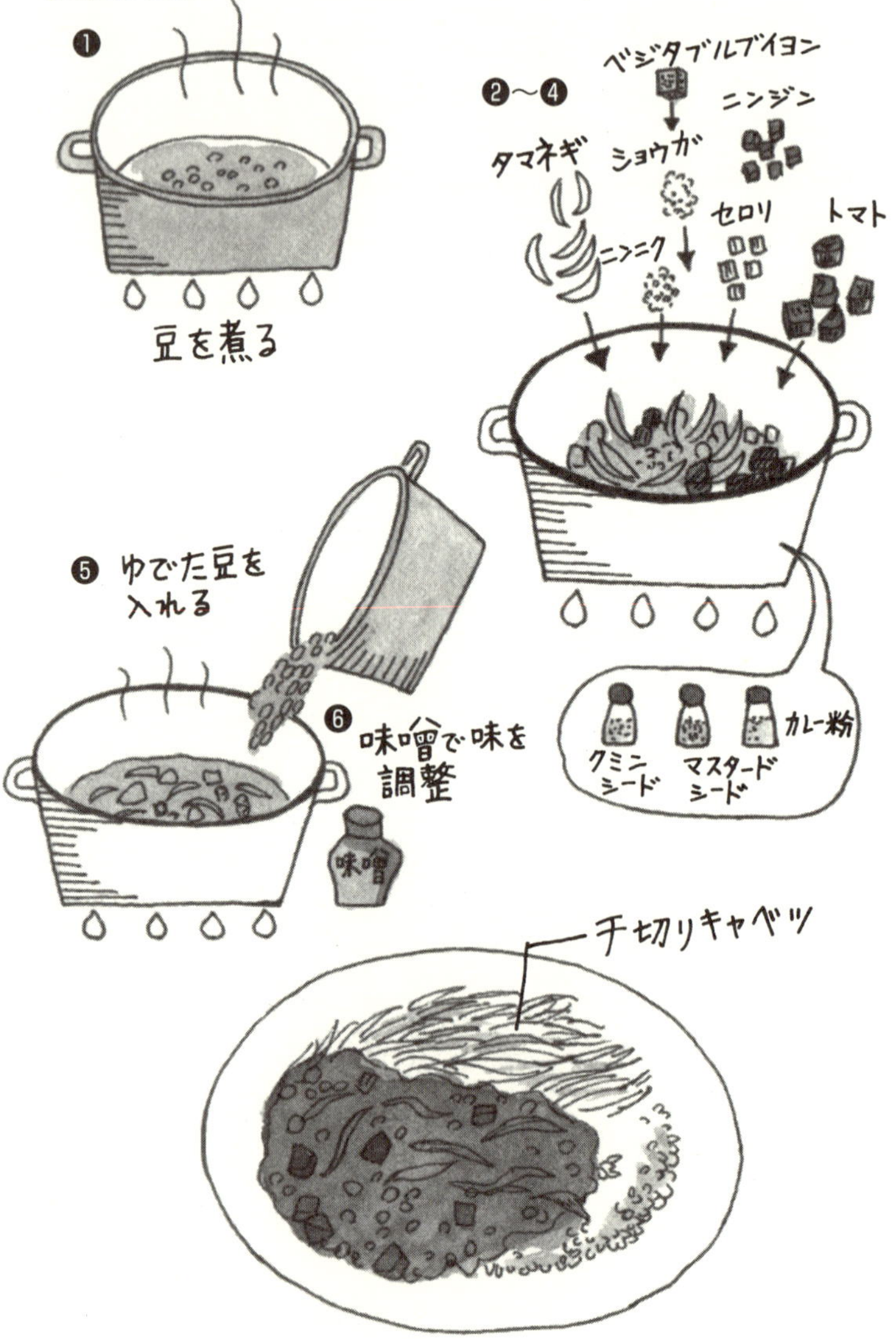
❶
豆を煮る
❷〜❹
ベジタブルブイヨン
ニンジン
タマネギ
ショウガ
セロリ
トマト
ニンニク
クミンシード
マスタードシード
カレー粉
❺ ゆでた豆を入れる
❻ 味噌で味を調整
味噌
千切りキャベツ

穀類（ご飯・麺類・パスタ）

超健康革命のキッチンでは、白米や白いパンのようなエンプティー食品（カロリー以外の栄養が空っぽの食品）は使いません。

私たちの周りにはファイトケミカル類やビタミン、ミネラル、食物繊維を豊富に含んだ米（玄米、赤米、黒米）のほか、アワやヒエ、キビ、キヌア、アマランサスなどマイクロ（微量）栄養素の豊かな穀類がたくさんあります。

特に今日の日本人は食物繊維が豊富な雑穀類を、一九五〇年の三三分の一以下しか摂取していないのですから、便秘や肥満、肌荒れ、大腸ガン、乳ガン、前立腺ガン、糖尿病に悩む人が急増し、コレステロール値の上昇、自己免疫症候群（アレルギー、慢性関節リウマチほか）などが流行するのは何の不思議もないのです。

これらの病気を予防するための摂取目標は食物繊維四五〜五〇gですが、平均的日本人の摂取量は一六〜一七gでしかありません。たいていの日本人は、湯気が立って真っ白な炊き立てご飯のコマーシャルを日頃から見せつけられているため、ご飯といえば白米ご飯のイメージしかないようですが、このイメージは払拭すべきでしょう。本書のレシピに従えば、五〇gを簡単に摂取することができます。

雑穀にはヘルシーでおいしいものがたくさんあります。特にキヌアは八種類の必須アミノ酸を含んだアルカリ形成食品で、米よりずっと栄養豊かです。豆類を加えたり、二〜三種類の穀類をいろいろブレンドすると、お互いに欠けている栄養を補い合うため、ずっとおいしくなります。

どの組み合わせがおいしいかを発見するのも楽しいものです。五種類の穀物がブレンドされた五穀米などを利用するのもよいでしょう。赤や黒の米は普通の米以上にファイトケミカル類が豊富です。

ご飯をおいしく炊くコツは、八時間以上水につけることと、蓋のしっかりした厚手の鍋を使うことです。

すべての穀類は高デンプン食品のため、理想体重以上ある人や血糖値が高い人は、健康な体重や血糖値に戻るまでは、穀類の摂取量を一日一カップ以下に制限し、毎日は食べないようにします。

まず生野菜と加熱した緑野菜でお腹一杯にし、穀類の代わりに、デンプン系の野菜（ニンジンやカボチャ、コーン、カブ、イモ類など）を食べるといいでしょう。

ウズラマメ入り玄米ご飯　55分　（1日目・夕食）

◆材料（4〜6人分）

玄米（研いで最低8時間以上水に浸す）……1カップ
赤ピーマン（角切り）……½個
セロリ（小口切り）……1&½本
ニンジン（角切り）……大½本
ウズラマメの水煮……200g
※缶詰でも代用可。ただし無塩のもの。
タマネギ（角切り）……½個
パセリ（刻む）……¼カップ
サヤインゲン（小口切り）……½カップ
水（豆の煮汁と合わせて）……2カップ
ベジタブルブイヨン……½個
たまり醤油（好みで）……少々
無塩のシーズニング……少々

◆作り方

❶材料を中火よりやや強めの火にかけ、沸騰したら弱火にして45分炊けば、できあがり。

納豆入り山かけサラダ蕎麦　15分　（2日目・昼食）

◆材料（1人分）

蕎麦（蕎麦粉一〇〇％のもの）……100g
ヤマイモ（長イモ、イチョウイモ、ヤマトイモなど。すりおろす）……1〜2カップ
蕎麦つゆ（三五五ページ参照）……¼〜½カップ
納豆……1パック
万能ネギ（小口切り）……2本

オクラ（生または蒸して、小口切り）……2〜3本
ワサビ（好みで）……少々
レタス類やミズナなど緑のサラダ野菜（一口大にちぎる）……3カップ
エノキ（根を切り落とし3〜4センチに切る）……1/3〜1/2袋
ヒジキ（3〜4センチに切る）……戻して1/2カップ
キュウリ（スライス）……1/2本
のり（千切り）……1/2〜1枚

◆作り方

❶蕎麦をゆでる。
❷ヤマイモ、蕎麦つゆ、納豆、万能ネギ、オクラ、ワサビ（好みで）を合わせてよく混ぜる。
❸大皿にサラダ野菜を敷き詰め、その上に蕎麦を広げる。
❹❸の上にエノキ、ヒジキ、キュウリを飾り、上から❷をかけ、のりを散らせば、できあがり。
［注］納豆についてくる調味料は、添加物が入っているので使いません。

◆一般的な「とろろ蕎麦」が食べたい人へ

従来の食べ方をしたい人は、とろろ蕎麦を用意し、それとは別に「ヒジキ入り納豆サラダ」（三一八ページ）を用意します。

蕎麦つゆ（冷たい蕎麦用）

材料の仕込み5分、冷蔵庫で寝かす時間3日

◆メモ

市販のものは、添加物や化学調味料を含んでいますので使いません。自家製の蕎麦つゆを一度にたくさん作って冷凍しておくと便利です。一度この蕎麦つゆを使うと、病みつきになってしまいます。ポイントはだしを濃いめにとることです。

◆材料

たまり醤油……100ml
みりん……70ml
だし……400ml
［注］だしは昆布とカツオ節でとります。動物性食品を使いたくない人は、昆布と干し椎茸でとります

【納豆入り山かけサラダ蕎麦】

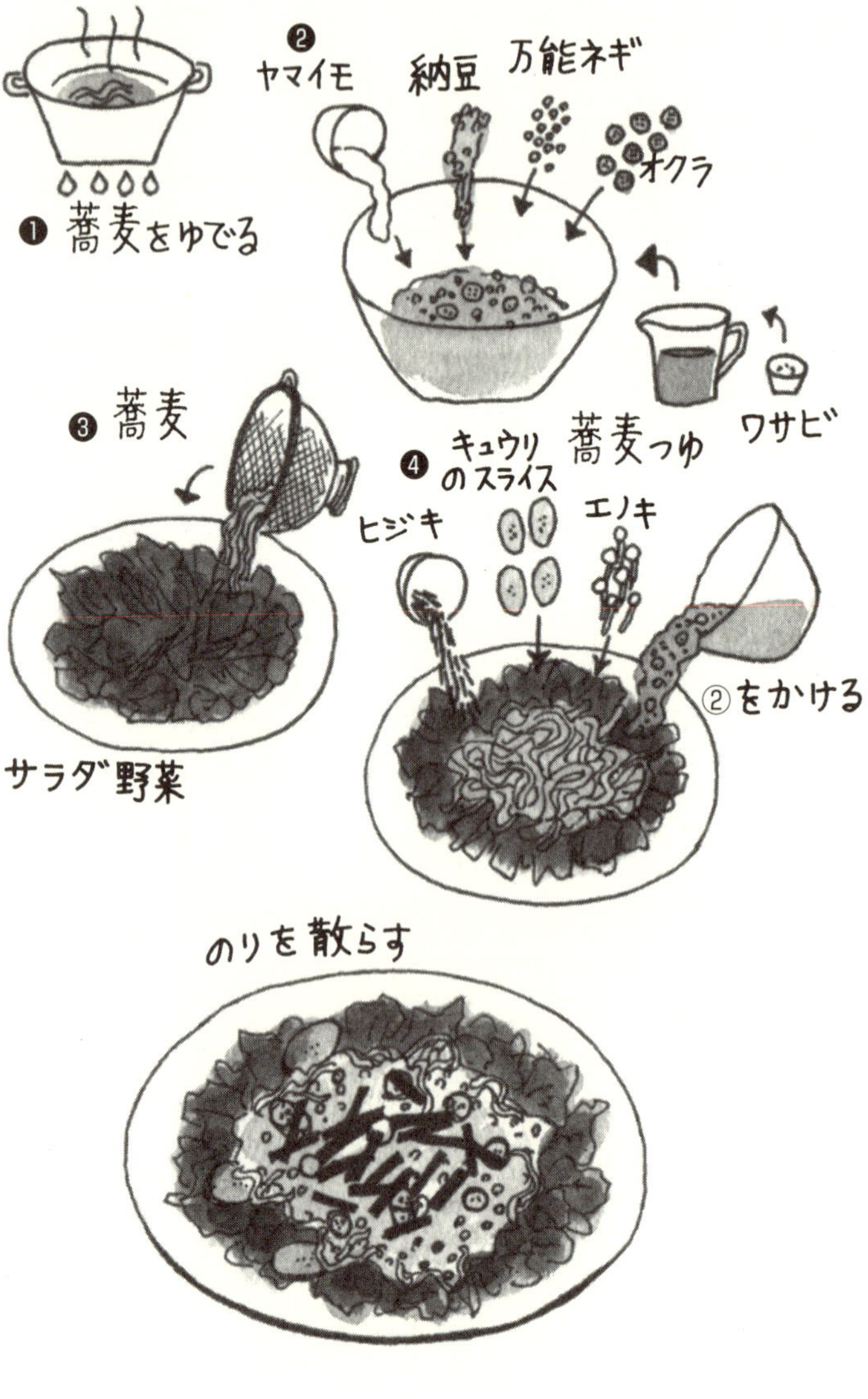

が、うまみを重視する点では、カツオ節を使うほうがずっとコクのあるだしがとれます。また、本書のレシピでは従来の食事のように、動物性食品を毎日使いませんので、この程度のカツオ節が、健康改善や減量の妨げとはなりません。

温かいお蕎麦にするときは、だしを多めにします。

◆作り方

❶醤油とみりんを合わせて煮立て、「返し」を作り、冷蔵庫に最低3日間寝かしておく。

❷だしをとり、❶と合わせて煮立てる。

❸冷めたらビンに入れて冷凍保管しておく。使うときには熱湯にしばらく浸しておけば溶け出す。

サツマイモ入りキヌアご飯

30分（水に浸しておく時間を除く）

（2日目・夕食）

◆材料（2人分）

キヌア……………………………1カップ

水……………………………2&½カップ

だし昆布……………………………10センチ

サツマイモ（1センチの角切り）……………1本

◆作り方

❶キヌアを洗って、分量の水と昆布に6時間以上浸しておく。

❷❶にサツマイモを加えて中火よりやや強火にかけ、沸騰したら火を弱める。

❸水けがなくなるまで15〜20分炊けば、できあがり。

あったかオートミール

15分

（3日目・朝食）

◆メモ

朝の食事に温かいものがないと、食べた気がしない、体が冷えるという人は、果物を1〜2個食べたあとに、ぜひこの**オートミール**のレシピをお試しください。体が温まると同時に、豊富な食物繊維（一〇〇g中水溶性三・二g、不溶性六・二g）が十分な満腹感を与えてくれます。

不溶性の繊維が便秘を予防するのに役立つのはもち

ろんのこと、水溶性の繊維がコレステロール値を下げ、糖の吸収を緩やかにし、心臓病や脳卒中、糖尿病のリスクファクターを減らすのに役立ちます。

◆材料（1人分）

水……1～1&½カップ
レーズン……大さじ1～2
オートミール……½～1カップ
完熟バナナ（輪切り）……1本

◆作り方

❶鍋に水とレーズンを入れて火にかける。
❷沸騰したら、オートミールを加えて1分間かき混ぜる。
❸火をごく弱火にして5分間煮たら火を止め、さらに5分間蒸らす。
❹器に盛り付け、バナナを載せれば、できあがり。

[注] ナチュラル・ハイジーンの原則では、果物は本来穀類とは食べ合わせないのですが、消化器官に特に問題のない場合、この程度の量のレーズンとバナナでしたら、それほど消化に負担がかかりません。

【オートミール】

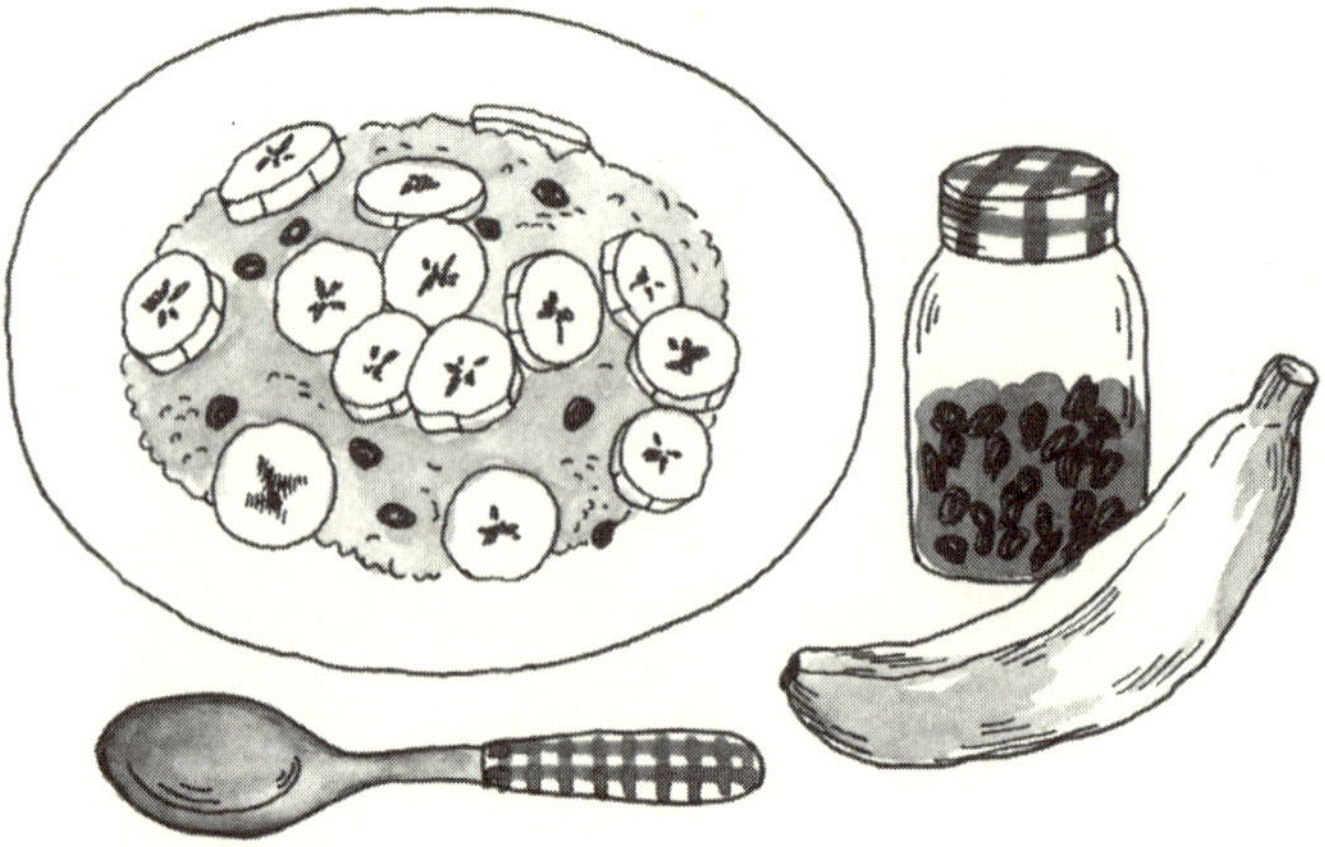

このような食べ方をすれば、よけいな塩分は取り込まなくてすみます。

米はすでにお話ししたように、ナトリウムに欠けるため（オートミールの三分の一）、塩を加えて炊くか、塩けのあるものと一緒に食べないとおいしく楽しめないという欠点があります。

オートミールが手に入らないという人のために、玄米粥のレシピを次に記しておきます。

玄米粥（梅干し添え） 15分 （3日目・朝食）

◆材料（1人分）

玄米ご飯……………………1/3カップ
水……………………1カップ
減塩梅干し……………………1個
刻みのり……………………少々

◆作り方

❶玄米ご飯に水を加えて火にかけ、沸騰したら弱火で水けがなくなるまで煮、器に盛って減塩梅干しと刻みのりを添えれば、できあがり。

キヌアのタケノコご飯 40分 （4日目・夕食）

◆メモ

キヌアは古代インカ帝国の主食とされていた穀類で、必須アミノ酸のすべてを含み、米よりずっと栄養豊かな穀物です。蕎麦とともに穀類では数少ないアルカリ形成食品であることも、私たちにとってはうれしい選択肢といえます。

◆材料（2～3人分）

キヌア……………………1カップ
水……………………2カップ強
酒……………………大さじ1
たまり醤油……………………小さじ1
ゆでタケノコ（薄切り）……………………1カップ
だし……………………1/2カップ
たまり醤油……………………小さじ2～3
みりん……………………小さじ2～3
黒砂糖（好みで加減）……………………小さじ1～2

◆**作り方**

❶キヌアは目の細かい漉《こ》し器（網）を使って洗い、水、酒、醤油と合わせて6時間以上おく。

❷ゆでタケノコから黒砂糖までの素材を4分間煮て、タケノコだけ取り出す。

❸❷の煮汁を❶と合わせて火にかけ、沸騰したら弱火で水けがなくなるまで炊く。

❹炊きあがったら、❷のタケノコと合わせて混ぜれば、できあがり。

黄な粉餅　15分　（5日目・昼食）

◆**メモ**

市販の砂糖入りのあべかわ餅を買うよりずっとヘルシーな選択です。緑野菜を豊富に使った山盛りのサラダと合わせれば、完璧なランチや夕食のメニューになります。

ダイズに含まれるファイトエストロゲン（イソフラボンの一種）が、体内のエストロゲンのアンバランスが引き起こす女性の生殖器、骨格、心臓などのトラブ

【黄な粉餅】

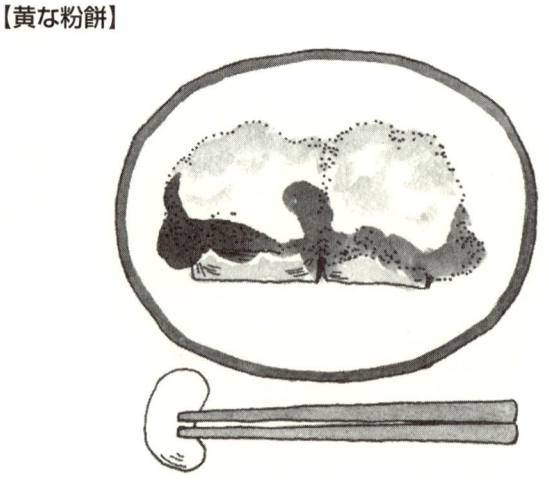

ルを防ぎ、更年期障害の緩和、乳ガン予防にも役立ちます。

◆材料

煎りダイズ（粉にする）……大さじ2～4

デーツ（大さじ4～5の水に一晩浸す）……2～4粒

玄米餅かアワ餅……2～4枚

◆作り方

❶弱火にかけたテフロン加工のフライパンで餅の両面を焼く。

❷グラインダーかフードプロセッサーで液状にしたデーツを❶にからめ、粉にした煎りダイズをまぶせば、できあがり。

［注］デーツが手に入らない場合は糖蜜、黒砂糖を水で溶いたもの、メープルシロップなどで代用可。歯が悪い人は、焼いた餅を沸騰した湯の中で30秒ほどゆでてから使うと、餅がいっそう柔らかくなり、食べやすくなります。

アズキ入り赤米ご飯　45分　（6日目・夕食）

◆メモ

これはお赤飯のようなできあがりになります。黒米を少し加えると、もち米のような感触がさらに強まり、もっとお赤飯らしい味わいになります。

◆材料（4～5人分）

赤米……1カップ

※このうちの20％を黒米にしても可。

水……2&½カップ

アズキ……½カップ

◆作り方

❶赤米とアズキを洗って水に最低8時間浸す。

❷❶を中火よりやや強火にかけ、沸騰したらごく弱火にして40～45分間炊けば、できあがり。

［注］柔らかめのアズキが好きな人は、あらかじめ硬ゆでしておいたアズキを使うことをおすすめします。

私はいつもアズキを硬めにたくさんゆでて冷凍し

ておきます。½カップずつのパッケージにしておくと、ご飯やスープに入れるのに重宝します。

味噌汁&スープ

グリーンピースの味噌汁　20分　（1日目・夕食）

◆材料（4人分）

グリーンピース（冷凍）……1パック
だし汁……4カップ
※水4カップとベジタブルブイヨン・キューブ1個でも代用可。
長ネギ（スライス）……2本
タマネギ（スライス）……½個
香草（パセリとセロリ）……適宜
ベーリーフ……1枚
西京味噌（好みで加減）……大さじ2
カシューナッツ（粉末にする）……½カップ

◆作り方

❶長ネギ、タマネギをだし汁（大さじ2～3）で蒸し炒めにする。

❷しんなりしたら、残りのだし汁、香草、ベーリーフを加えて10分ほど煮る。

❸味噌とグリーンピースを入れて、火を止める。

❹香草、ベーリーフを除いて少し冷まし、カシューナッツを加えてミキサーにかけ、クリーム状にすれば、できあがり。

［注］夏はそのまま食卓へ、冬は食べる直前に温める。グリーンピースの代わりにソラマメを使ってもよい。生のソラマメを使うときは❶の段階から一緒に蒸す。残りは冷凍保存する。

スーパーヘルススープ　2〜3時間

(5日目・夕食)

◆メモ

このスープをこしらえるには時間がかかります。でも時間をかけただけはある、と食べたときに納得するはずです。材料を用意したら、あとは、お鍋の中の野菜たちが、とびきりおいしいご馳走を作り出してくれます。一度にたくさん作って冷凍します。

◆材料(5〜6人分)

干しエンドウマメ(2〜3時間水に浸しておく)……½カップ
※レンズマメ、アズキ、ウズラマメでも代用可。
昆布……10センチ
水……2カップ
干し椎茸(水で戻す)……2個
タマネギ……中2個
大根(縦に八つ切り)……10センチ
ゴボウ(皮をタワシでよくこする)……10センチ
長ネギ……2〜3本
ニンジン(約1kg)……8〜10本
セロリ(8〜10本ついているもの)……1株
カシューナッツ(生。粉末にする)……½カップ
ベジタブルブイヨン……大さじ½〜1
ニュートリショナル・イースト(なくても可)……山盛り大さじ1
白味噌(なくても可)……大さじ½〜1
キノコ(マッシュルーム、エリンギ、マイタケなど。

スライス）……………………………100g

◆作り方

❶浸しておいた豆の水をかえ、大鍋に入れて火にかける。

❷沸騰したら一度水を捨てる。新たに2カップの水と昆布を加えて火にかけ、沸騰したら弱火にする。

❸豆を煮ている間に干し椎茸、タマネギ、大根、ゴボウ、長ネギを用意し、丸ごと❷に加える。

❹ニンジンとセロリをジューサーにかけ、できたジュースを❸に加え、豆と野菜が柔らかくなるまで、さらに煮込む。

❺キノコは洗ってスライスし、カシューナッツは粉末にする。

❻❹の野菜が柔らかくなったら少し冷まし、豆は鍋底に残しておくように注意しながら、昆布と野菜、少量のスープをすくい出してミキサーにかけ、クリーム状にする。

❼❻の作業を数回に分けて行ない、最後にスープにカシューナッツを加えてクリーム状にする。

❽❼を鍋に戻し、ベジタブルブイヨン、ニュートリショナル・イースト、❺のキノコを加え、さらに20分ほど煮込む。

❾最後に味を確かめながら味噌を加え、火を止めれば、できあがり。残りは冷凍保存する。

根菜類とカボチャの味噌汁　20分

（6日目・夕食）

◆メモ

超健康革命のお味噌汁は具だくさんのため、汁を飲むというよりも、豊富な野菜の具を食べるというものです。

従来のお味噌汁の概念にとらわれている人は、最初はとまどうかもしれませんが、この食べ方は体をさまざまな病気から守るとっておきの材料を無理なくたくさん取り込むことができるすばらしい方法です。このお味噌汁は飲むのではなく、食べるものだ、と考えてください。

◆材料（4人分）

だし汁……………………6カップ

※昆布（10センチ）とベジタブルブイヨン（1～1＆½個）での代用可。初めに1個使い、最後に味を調えるときに、足りないようであれば残りを加える。

水……………………6カップ

タマネギ（角切り）……………1個

ニンジン（角切り）……………中2本

ジャガイモ（角切り）……………1個

サツマイモ（角切り）……………½個

ゴボウ（一口大に切る）……………1本

カボチャ……………………⅛個

サヤインゲン（3センチ長さの斜め切り）…½カップ

白味噌……………………小さじ½～1

◆作り方

❶だし汁の入った水と材料のタマネギからゴボウまでを大鍋に入れて火にかける。

❷沸騰したら、弱火でおよそ20分煮る。

❸❷にカボチャとサヤインゲンを加え、柔らかくなったら、味噌を加えて味を調えれば、できあがり。残りは冷凍保存する。

（Novemver, 2003: Volume 83, Issue14,1511-151）
＊67・Esther Dougherty「You Have Right to Know」
・「Natural Health」（April, 1999）
・「Health Science」（May-June,1998）
・「Vegetarian Times」(February,2003)
・「Physicians Desk Reference」（Medical Economics Company,Montgale,N.J.,1992）
＊68・「Health Science」（September-October, 1999）
・「Nature」（2000, 22; 405; 903-3-4）
・「European Journal of Clinical Nutrition」（May, 2000）
・「American Journal of Clinical Nutrition」（2002, 76:560-568）
・「International Journal of Cancer」（2001, 92:298-302;）
＊69・Michael Greger,M.D.からのEメール（2004年2月17日付）
・Flax Council of Canada「Flaxseed-Storage and Baking Stability」
＊70・「Phytochemicals & Grapes」（California Table Grape Commission）
（www.tablegrape.com/health/phytochem.asp）
＊71・「Energy Time」（June, 2003）
＊72・「Nutrition and Cancer」（46(2);138）
＊73 （＊72と同様）
＊74・「National Academy of Science」(2002, May 28;99(11) : 7610-765)
＊75・「Science Daily」(January 6, 2004/02/02)
・「Journal of Biological Chemistry」(2003;278:21136-45)
・「The Lancet」(August 26, 2000; 356:724-729)
＊76・Joel Fuhrman, M.D.「Are You Dieting for Life or for Death」
（ANHS International Natural Living Conference, August 3,1997）
・「The Journal of American Dietetic Association」(1996; 96:1-27-39)
＊77・「Taste for Life」(April 2001)
＊78・Leslie M.Klevay,M.D./S.D.(Hyg)「Copper may be behind legume′s heart healthy properties」（http://archinte.ama-assen.org/cgi/content/abstract/161/21/2573）
＊79・「The Journal of Alternative Complement Medicine」(1997;3:7-12)
・「Health Science」(Spring, 2002)
・「The Journal of Agricultural and Food Chemistry」(December 31, 2003)
＊80・Hannah Allen「Preparing and Serving Food for Best Nourishment」
(「The Life　Science　Health System」L. 26, Life Science Institute）
＊81・「American Journal of Clinical Nutrition」(January, 2004)
・「American Journal of Clinical Nutrition」(2002; 76:1375-84)
＊82・Bradley J. Willcox, M.D./D. Craig Willcox, Ph.D./Makoto Suzuki, M.D.「The Okinawa Program」
・『五訂食品成分表』

Medical Care」(「ANHS International Natural Living Conference」July 21,1998)
*38・Dr.Joseph Mercola「Insulin and Its Metabolic Effects」
(www.mercola.com/2001/jul/14insulin.htm)
*39・「American Academy Physicians & Surgeons Summer」(2003)(PDF file)
*40・Brenda Davis, R.D. & Tom Barnard, M.D.「Defeating Diabetes」
・「Diabetes Care」(2000; 23:1348-1352)
*41・John McDougall, M.D.「Dr. McDougall's To Your Health」
*42・(*37と同様)
*43・Dr.Joseph Mercola「Death by Medicine」
(http://mercola.com/2003/nov/26/death_by_medicine_ref.htm)」
*44・Laura Numan,D.P./D.N.「Make Your Juice Your Drug Store」
*45・「Newsweek」(March 16,1998)
*46・Caldwell Eselstyn Jr., M.D.「Mutagen Nutrition: A Weapon of Mass Destruction」
(「Vegetarian Summerfest 2003」August 7, 2003)
*47・Ruth E. Heidrich, Ph.D.「A Race for Life」
*48・Joel Fuhrman,M.D.「Fasting and Eating for Health」
*49・「The Journal of American Medical Association」(February 1998:279; 535-540)
*50・「Natural Health」(March, 2001)
*51・「Good Medicine」(Spring/Summer, 1998)
*52・Neal Barnard, M.D.「Foods That Fight Pain」
*53・「Produce- Rich Diet May Reduce Diabetes Risk In Adult」
(http://www.healthandage.com/Home/gid2=1138)
*54・(*38と同様)
*55・「日本経済新聞」(2003年8月7日付)
*56・Alan Goldhamer, D.C.「Life Expectancy, Separating the Facts from the Myth」
(www.healthpromotion.com/Articles/articles/expect.htm)
*57・「The Journal of Amercan Dietetic Association」(November, 1997: Volume 97, Number 11)
*58・「Dietary Guidelines for Amecica」(Fifth Edition, 2000, U.S. Dept. of Agriculture, U.S. Dept of Health and Human Services)
*59・Neal Barnard,M.D.「Breaking The Food Seduction」
*60・(*59と同様)
*61・John Robbins「Diet for A New America」
・「日経ヘルス」(1998年12月号)
*62・「人口動態調査」(1950年度、2002年度版　厚生労働省)
*63・Leslie & Susannah Kenton「Raw Energy」
*64・Loren Lockman「Optimizing Your Health with A Raw Food Vegan Diet」(Vegetarian Summerfest, August 8, 2003)
・Gabriel Cousens, M.D. and the Tree of Life Café Chefs「Rainbow Green Live-Food Cuisine」
*65・「Do You Microwave Your Food ? You're Zapping A Way Nutrients and Risking Your Health」(http://www.mercola.com/2003/nov/5/microwave_food.htm)
・Wayne Gendel「Microwave Ovens Are Hazardous to Your Herlth」
(www.foreverhealthy.net/html/archives/articles/microwaves.asp)
・Mike Benton「Radiation in Your Kitchen」
(「The Life Science Health System」Text #51)
*66・「The Journal of the Science of Food and Agriculture」

【引用資料一覧】

＊１・「2002年の日本病院予防医学委員会の調査」（「日本経済新聞」2002年8月28日付）
＊２・「Great Health Discovery, Natural Hygiene and It´s Evolution, Past & Present & Future」（Natural Hygiene Press,Inc.）
＊３・T. Colin Campbell, Ph.D.「New Thinking in Nutrition: Why Change Is Urgently Needed」（52nd National Health Association Conference, July 15, 2000 ）
＊４・「Cancer Epidemiology Biomarkets and Prevention」（2000 January ; 9(1):89-94）
＊５・Joel Fuhrman, M.D.「Fasting and Eating for Health」
＊６・James S. Joseph, Ph.D./Daniel A. Nadeau,M.D./Anne Underwood「The Color Code」
・John McDougall, M.D.「Total Health Solution」(DVD)
・Joel Fuhrman, M.D.「Fasting and Eating for Health」
＊７・「ABC News」（January 9, 2003）（TV）
＊８・「Great Health Discovery, Natural Hygiene and It´s Evolution, Past & Present & Future」（Natural Hygiene Press, Inc.）
＊９・「The Journal of American Medical Association」（2000 : 283(4)534-77）
＊10・「The Surgeon General´s Report」（1997）
＊11・「Health Science」（March-April,1994）
＊12・Herman Aihara「Acid and Alkaline in Food」
＊13・「New England Journal of Medicine」（November 2002）
・Frank Sabatino, Ph.D.「Life Long Health Is SNAP, Be Truly Well」（Tape）
＊14・「John McDougall´s Dynamic Health」（January, February 1999）
＊15・「The Journal of Manipulative and Physiological Therapeutics」（June,2001）
＊16・（＊15と同様）
＊17・FAO国連食糧農業機関「日本人の食事バランスシート」（2001年度）
＊18・Joel Fuhrman, M.D.「Eat to Live」
＊19・T. Colin Campbell, Ph.D.「China Health Project」
＊20・「New England Journal of Medicine」（May 19, 1996）
・「Lancet」（June 14, 2002）
＊21・「The Journal of the National Cancer Institute」（October, 2003）
＊22・「Primary Care and Cancer」（16 (8) :29,1996）
＊23・「The Journal of American Dietetic Association」（96:1027-39,1996）
＊24・「Nutrition and Cancer」（46, (2) :131）
＊25・「American Journal of Epidemiology」（119 (5) 775-87,1984）
＊26・Colin Campbell, Ph.D.「China holds the key to your health」（Nutritional Advocate, (1) :7-8,1985）
＊27・「The Harvard Nurses´ Health Study」（「American Journal of Public Health」June,1997）
＊28・「New England Journal of Medicine」（April 24, 2003）
＊29・Victoria Bidwell「The Salt Conspiracy」
＊30・「The Institute of Medicine´s Report」（February, 2004）
＊31・「Health Science」（Summer, 2002）
＊32・「Newsweek」（June 30, 1997）
・「Vegetaraian Times」（August,1999）
＊33・「Austin American Statesman」（June 2, 2000）
＊34・「Health Science」（September-October,2000）
＊35・（＊13と同様）
＊36・Dean Ornish, M.D.「Love & Survival」
＊37・Joel Fuhrman, M.D.「Why Aggressive Nutritional Changes Are Superior to Conventional

・「Study Links Western Dietary Pattern with A Greater Risk for Type 2 Diabetes in Men」（「Harvard School of Public Health, Press Release」February 4, 2002）
・「Can You Really Extend Your Life? (Closer to Truth)」(www.closertotruth.com/topics/healthsex/108/index.html)
・「American Journal of Clinical Nutrition」（70(2supp.):5235-38S,1999）
・「Houston Chronicle」（「Proceedings of the National Academy of Sciences」September 4, 2001）
・「Houston Chronicle」（「Lean diet could yield rapid anti-aging benefit」September 4, 2001）
・「Houston Chronicle」（「Diet extends life at any age, study hints」September 19,2003）
・「Houston Chronicle」（「Study:Eat less and live more, even if you only start in old age」March 23,2004）
・「The American Journal of Clinical Nutrition」（September, 1993）
・「The Journal of Agricultural and Food Chemistry」（2003;51:1237-41）
・「The Journal of the Science of Food and Agriculture」（Novemver, 2003: Volume 83, Issue 14,1511-1516）
・「Nature」（2000,22;405;903-3-4）
・「Veggie Life」（March,1998）
・「European Journal of Clinical Nutrition」（May, 2000）
・「American Journal of Clinical Nutrition」（2002,76:560-568）
・「International Journal of Cancer」（92: 298-302;2001）
・「The Journal of the American College of Nutrition」（November, 1997）
・「Good Medicine」（Winter, 2000）
・「Good Medicine」（Spring, 2001）
・「American Journal of Clinical Nutrition」（2000,71:142-51）
・「The Journal of British Medicine」（1998;317:1332-3,1342-45）
・「Archives of Internal Medicine」（2002;162:1382-1387）
・「International Journal of Obes Relat Metabolic Disorder」（2002;26:1129 ~37）
・「American Journal of Clinical Nutrition」（78 (2003); 647s）
・「Internatinal Journal of Dermatology」（March, 2002）
・「The Journal of Urology」（October, 2003 ）
・「Nutrition Review」（October, 2002）
・「American Journal of Clinical Nutrition」（2004;79(2):318-325）
・「American Journal of Clinical Nutrition」（1999,70(3):560-569）
・「Urology」（2000;58:47-52）
・「Health Science」（Winter, 2002）
・「Nutrition Today」（March-April, 1996: v3n2p70（3））
・「Journal of the Amerivan Dietetic Association」（August, 1996: v96 n8 p79（3））
・「Natural Health」（May- June, 2003）
・「The Journal of Nutrition」（1997;127:383-393）
・「Flaxseed in Human Nutrition」(The Symposium , The 16th International Congress of Nutrition in Montreal in July 1997）
・「FADEB Experimental Biology」（2003）
・「Energy Time」（June, 2003）
・「Scince Dialy News」（November 27, 2003）
・「Nutrition Research」（23(2003):1719）
・「Annals of Nutrition and Metabolism」（47(2003): 255）
・「Nutrition and Cancer」（46(2)）;138,2004）
・「National Academy of Science」（2002,May 28;99(11):7610-765）
・「Science Daily」（January 6, 2004/02/02）
・「Journal of Biological Chemistry」（2003;278:21136-45）
・「The Lancet」（August 26, 2000; 356:724-729）
・「The Journal of American Dietetic Association」（1996; 96:1-27-39）
・「Nutrition and Cancer」（46(2):131, 2004）
・「Taste for Life」（April, 2001）
・「The Journal of Agricultureal and Food Chemistry」（December 31, 2003）
・「The Journal of Alternative and Complementary Medicine」（1997;3:7-12）
・「Health Science」（Spring, 2002）
・「American Journal of Clinical Nutrition」（January, 2004）
・「American Journal of Clinical Nutrition」」（2002; 76:1375-84）
・「The Journal of the American Medical Association」（February 11, 2004:291(6):711-7）
・「五訂食品成分表」
・「春秋」（日本経済新聞2000年10月27日付）

【参考文献】

・Johnh H. Tilden,M.D.「Toxemia Explained」
・Johnh H. Tilden,M.D.「Impaired Health」
・Herbert M. Shelton,N.D.「Natural Hygiene, The Pristine Way of Life」
・Herbert M. Shelton,N.D.「Fasting Can Save Your Life」
・Herbert M. Shelton, N.D.「The Science and Fine Art of Food and Nutrition」
・Herbert M. Shelton, N.D.「Health For The Millions」
・Life Science Institute,1996「The Life Science Health System」(Texts 1-106)
・C. Gyton,M.D.「Gyton´s Physiology」
・T. Colin Campbell 「The China Project」
・Joel Fuhrman, M.D.「Eat to Live」
・Joel Fuhrman, M.D.「Fasting and Eating for Health」
・Joel Fuhrman, M.D.「Are You Dieting for Life or for Death」
（ANHS International Natural Living Conference, August 3, 1997）
・Neal Barnard, M.D.「Foods That Fight Pain」
・Neal Barnard, M.D.「Food for Life」
・Neal Barnard, M.D.「Eat Right Live Longer」
・Neal Barnard, M.D.「Turn off The Fat Genes」
・Neal Barnard, M.D.「Breaking The Food Seduction」
・Dean Ornish,M.D.「Dr.Dean Ornish´s Program for Reversing Heart Disease」
・Bradley J. Willcox, M.D./D.Craig Willcox, Ph.D./Makoto Suzuki, M.D.「The Okinawa Program」
・Roy Walford, M.D.「Anti Aging Plan」
・Roy Walford, M.D.「Beyond The 120-year Diet」
・Jay Milton Hoffman , Ph.D.「Hunza」
・John Robbins「The Food Revolution」
・Laura Newman,N.D.「Make Your Juice Your Drug Store」
・Kristine Nolfi, M.D.「The Miracle of Living Foods」
・Stephen Arlin/Fouad Dini/David Wolfe「Nature´s First Law」
・Brenda Davis, R.D. & Tom Barnard, M.D.「Defeating Diabetes」
・Gabriel Cousens, M.D.「Conscious Eating」
・Gabriel Cousens, M.D.and the Tree of Life Café Chefs「Rainbow Green Live-Food Cuisine」
・Ruth E Heidrich, Ph.D.「A Race for Life」
・Leahy, M.「Can this man help you live to 140?」（「Los Angeles Magazine」 April, 1983）
・Paul Roger「Long-lived whales test age-old theory」（「Houston Chronicle」 December,2000）
・Dr. Joseph Marcola「Lack of Sleep Affect Hormon Level」
（www.mercola.com/2000/sept/3/sleep_hormones.htm）
・Dr. Joseph Marcola「Good Night Sleep Essential for Immune System」
（www.mercola/2003/nov/15/sleep_immune_system.htm）
・T. S. Wiley ad Bent Formby「Lights Out: Sleep Sugar, and Survival」
・Norman Walker,D.Sc.「Become Younger」
・Norman Walker,D.Sc.「Weight Control, Pure and Simple」
・Norman Walker,D.Sc.「Fresh Vegetable and Fruit Juice, What´s Missing in Your Body」
・David Wolfe「Eat for Beauty」
・Hannah Allen「Homemakers´ Guide to Foods for Pleasure & Health and Handbook for Hyginenic Living」
・Leslie & Susannah Kenton「Raw Energy」
・Victoras Kulvinskas,M.S.「Survival into The 21st Century」
・Michael Greger,N.D.「Optimum Vegetarian & Vegan Nutrition, Surprising New Research on Omega 3 Fatty Acids」（Vegetarian Summerfest, August 8, 2003）
・Carlson Wade「Your Water and Your Health」
・T. C. Fry/Dr. Hervert M. Shelton/Dr. John Tilden and others「The Great Water Controversy」
・James A. Joseph, Ph.D./Daniel A. Nadeau,M.D./Anne Underwood「The Color Code」
・Johanna Brandt「The Grape Cure」
・「Living Nutrition」（Vol.14, 2003）
・「International Living Nutrition, Newsletter 」（#19 April, 2002）
・「Yahoo News」（November 28, 2003）
・「The Lanset」（October 23, 1999）
・「The Journal of American Medical Association」（August 16, 2000;284:861-868, 880-881）
・「Diabetes Care, February」（2003, 26:380-4）
・「Circulation」（December 18, 2001）
・「Natural Health」（March-April, 1996）
・「Nutrition Advocate」（No.6,1995）

あとがき

本書を一読された皆さんは、あらためて一つの疑問を抱かれたかもしれません。それは、「ここに書かれている内容が本当に事実だとしたら、なぜこんなすばらしい健康理論が多くの人に知られていないのだろうか」という素朴な疑問です。

なぜ、まだあまり日本では知られていないのか。本書の中でも多少ふれましたが、その理由は明白です。医療や健康に携わる医者・栄養士が指導せず、マスコミがとりあげないからです。

医者という仕事は健康な人が増えてくればくるほど自分たちの収入が減っていく、という側面を持っています。悲しいことですが、この世の中は自分の収入が減ることよりも病気で苦しむ人が減っていくことを喜ぶ医者だけが存在しているわけではありません。

薬や乳製品の弊害を知っていても患者には告げず、自分の家族には薬や牛乳を飲ませないという医者もいるという話も耳にします。また、本書に書かれているような食事療法を取り入れようとしたところ病院の経営者や上司にとがめられ、もとの抗ガン剤中心の治療法に戻さざるを得なかったという体験をした医師もいたそうです。

牛乳メーカーからさまざまな面でサポートしてもらっている栄養学校の栄養士は、テレビなどで必ず「もっと牛乳を飲みなさい」と指導します。砂糖業界から援助してもらっていれば「一人当りの砂糖の消費量はアメリカ人の半分です。日本人は砂糖をもっととりましょう」とすすめ、「毎日ケーキを食べること」を提唱します。

いくらハーバード大学が牛乳の弊害を訴え、心ある医師たちが砂糖の怖さを訴えていたとしても、日本のマスコミはそれを伝えようとはしません。健康を扱ったテレビ番組は、「○○をもっと食べましょう」と、食べ物の消費量をふやすことのみ強調するものばかりで、「△△は控えましょう」という発言はあまり耳にしません。背後にはスポンサーや広告代理店がいて、番組担当者が規制しているからです。

もし「朝食は果物だけで十分」という内容を大々的に放送して、朝食を果物に変える人が増えてしまえば、パンや牛乳、バター、コーヒー、紅茶のメーカーの売り上げは壊滅的な打撃を受けることになります。味噌、醤油、調味料、お茶などの食品産業の売り上げも三分の一減となることでしょう。今の日本で、テレビ局を支えているスポンサーと広告代理店がそのような内容を許すとは考えられません。

ある果物取り扱い業者の団体が「フルーツ朝食」を普及させようと行動を起こしたことがありました。その成果が上がり始めた頃、その地域の経済連からクレームがきたそうです。また、ある県のＪＡ（農協）も「朝の果物」を広めようとして、拙著『常識破りの超健康革命』を推薦本にしようとしたところ、牛乳否定の内容がＪＡの畜産部門に対して都合が悪いということで却下されたそうです。果物を扱う業界ですらそうなのです。

また、独立行政法人・果物研究所の品質化学研究室長が二年前の全国カンキツ研究大会で『常識破りの超健康革命』の内容に対して「この本の内容は二〇〇％嘘です。〈フルーツ朝食〉運動のことがマスコミに知られて報道されたらどうするのですか」と話したことがあったそうです。

これがこの国の実状です。いくら果物そのものにくわしくても人間の体と栄養学を学んでいないと、「ナチュラル・ハイジーン」の考え方に対してこうした認識を抱いてしまうのです。

この健康理論があまり知られていない理由の一端がおわかりになったかと思います。

しかし、時代は変わりつつあります。すでに本書の内容を実践して健康を回復したり、肥満から解消されたりした人が欧米では数えきれないほど存在しているのです。そしてこの理論は日本でも少しずつ根づいてきて、ようやく芽を出そうとしています。

果物を生産されている方や販売に携わっている方のなかには、周囲の圧力にもかかわらず独自に「フルーツ朝食」の運動を展開していらっしゃる方も増えてきています。そして何より、多くの読者の皆さんが、「実践してみて納得した。そしてその効果に驚いた」と報告してくださっているのです。

最近では大々的に「フルーツ朝食」や「フルーツダイエット」の特集を組む健康雑誌も見受けられるようになりました。それくらい実証例がとみに増えてきているのです。

果物業界や生産者の方々には、ぜひとも外圧に屈することなく「果物朝食」のＰＲと実践に努めていただきたいと望むばかりです。そして、できれば嗜好品としてではなく、主食・平常食としての果物の新しいイメージ作りを図っていただき、もっともっと気楽に手にとれる果物、安くて安全でおいしいフルーツ作りをめざしていただきたいというのが、欲張りな私の切なるお願いです。

本書はベジタリアンになることを強制するものではありません。これから先の人生を幸福に過ごすための「知られざる知識」を日本の皆さんに情報提供することが目的です。その情報を皆さんが暮らしの知恵として活用したり、体のことを考える材料としたりするのは、すべて皆さん次第です。あるいはそのまま無視するかどうかも、皆さんの自由です。私にできることは、本書に書かれていることの一部でも皆さんがご自分で試されてみるのをおすすめすることだけです。

本書の健康理論「ナチュラル・ハイジーン」は老若男女、人種を問わず、すべての人に公平に超健康《スーパーヘルス》を与えてくれるものです。お金を使うこともありません。

個人差はありますが、実践すれば効果は必ず現われてきます。中高年の方が口にする「体がもともと丈夫でないから」「もう年だから」といった言葉は「ナチュラル・ハイジーン」の前では無意味なものとなるでしょう。

健康になる権利はすべての人に公平に与えられているのです。誰にでも健康を手にするチャンスは開かれていて、決断し実行すれば手にすることができるものです。たとえ皆さんの年齢がいくつであっても、組織が修復不能になっていない限り、体はすばらしい状態に改善され、医療費も大幅に減らすことができます。

どうかあきらめないでください。行動を起こすに遅すぎることはありません。誰もが一〇〇%元気になれます。

私はそのことを皆さんにお伝えしたくて、この本を書きました。

二〇〇四年九月

松田麻美子

※松田麻美子さんが会長を務める「日本ナチュラル・ハイジーン普及協会」主宰の「超健康革命の会」が発足しています。本書や『常識破りの超健康革命』『子供たちは何を食べればいいのか』で推奨しているライフスタイルに共鳴する方々が、最新情報を学んだり、意見交換したりすることを目的としています。会に関するお問い合わせは、「超健康革命の会」事務局（グスコー出版内 TEL 〇三―五七四三―六七八一　FAX 〇三―五七四三―六七八三）までどうぞ。なお詳細はグスコー出版のホームページ（http://www.gsco-publishing.jp）にてもご覧いただけます。

また、松田麻美子先生へのカウンセリング、講演依頼についてのお問い合わせも、右記宛にお願いいたします（ただし、松田先生への質問の類いは受け付けておりませんので、あしからずご了承ください）。

「特選レシピ」索引 （種類別／アイウエオ順）

【フルーツサラダ類】

【スムージー類】

【野菜ジュース類】

【サラダ類】

【ドレッシング】

松田麻美子（まつだ・まみこ）

自然健康・治癒学博士。日本ナチュラル・ハイジーン普及協会会長。

1978年、米国ウェスリヤン大学卒。1992年、「アメリカ健康科学カレッジ」にて栄養科学の最高学位を取得。2006年、米国ナチュラル・ヘルス大学卒。

日本におけるナチュラル・ハイジーン（自然健康法に基づく究極の健康栄養学）のパイオニアとして活躍。現在、米国ヒューストンに在住。日米間を往復し、「健康な体づくり」のための研究と指導に取り組んでいる。

著書に『常識破りの超健康革命』『子供たちは何を食べればいいのか』、訳書に『フィット・フォー・ライフ』（いずれも小社刊）がある。

50代からの超健康革命

「第二の人生」を幸福に過ごすために

2004年10月20日　第1刷発行
2007年11月30日　第6刷発行

著　者　松田麻美子
発行者　佐藤八郎
発行所　グスコー出版
〒140－0014　東京都品川区大井1－23－7－4F
販売:Tel 03(5743)6782　Fax 03(5743)6783
編集:Tel 03(5743)6781　Fax 03(5743)6783
http://www.gsco-publishing.jp

印刷·製本　シナノ

ISBN 978-4-901423-06-9